Ferreira Gullar

Nise da Silveira
Uma psiquiatra rebelde

PAIDÓS

Copyright © Herdeira Ferreira Gullar, 2024
Copyright © Editora Planeta do Brasil, 2024
Todos os direitos reservados.

PREPARAÇÃO: Gabriela Ghetti
REVISÃO: Ana Laura Valerio e Carmen T. S. Costa
PROJETO GRÁFICO E DIAGRAMAÇÃO: Nine Editorial
CAPA: Renata Spolidoro
ILUSTRAÇÃO DE CAPA: Odyr

O conteúdo a seguir não reflete, necessariamente,
a opinião da editora e é reflexo do seu tempo.

DADOS INTERNACIONAIS DE CATALOGAÇÃO NA PUBLICAÇÃO (CIP)
ANGÉLICA ILACQUA CRB-8/7057

Gullar, Ferreira
 Nise da Silveira : uma psiquiatra rebelde / Ferreira Gullar. - São Paulo: Planeta do Brasil, 2024.
 192 p.

ISBN 978-85-422-2610-2

1. Silveira, Nise da, 1905-1999 - Biografia 2. Psiquiatras - Biografia 3. Mulheres na medicina I. Título

24-0143   CDD 926.1689

Índice para catálogo sistemático:
1. Nise da Silveira : Biografia

MISTO
Papel | Apoiando o manejo florestal responsável
FSC® C005648

Ao escolher este livro, você está apoiando o
manejo responsável das florestas do mundo

2024
Todos os direitos desta edição reservados à
Editora Planeta do Brasil Ltda.
Rua Bela Cintra, 986, 4º andar - Consolação
São Paulo - SP - 01415-002
www.planetadelivros.com.br
faleconosco@editoraplaneta.com.br

Nota à nova edição   7

Apresentação, por Marco Lucchesi   11

Prefácio, por Vilma Arêas   15

Quem é Nise da Silveira?, por Ferreira Gullar   23

Museu de Imagens do Inconsciente,
por Ferreira Gullar   43

Casa das Palmeiras, por Ferreira Gullar   57

Uma psiquiatra rebelde, entrevista com
Nise da Silveira por Ferreira Gullar   65

Três textos de Nise da Silveira   **111**
  Os inumeráveis estados do ser   **113**
  Que é a Casa das Palmeiras   **119**
  Nove artistas de Engenho de Dentro   **137**
Posfácio, por Christian Dunker   **149**
Obras editadas e publicações   **161**
Dados biográficos e bibliográficos   **173**
Índice onomástico   **179**
Conheça mais sobre Nise da Silveira   **187**

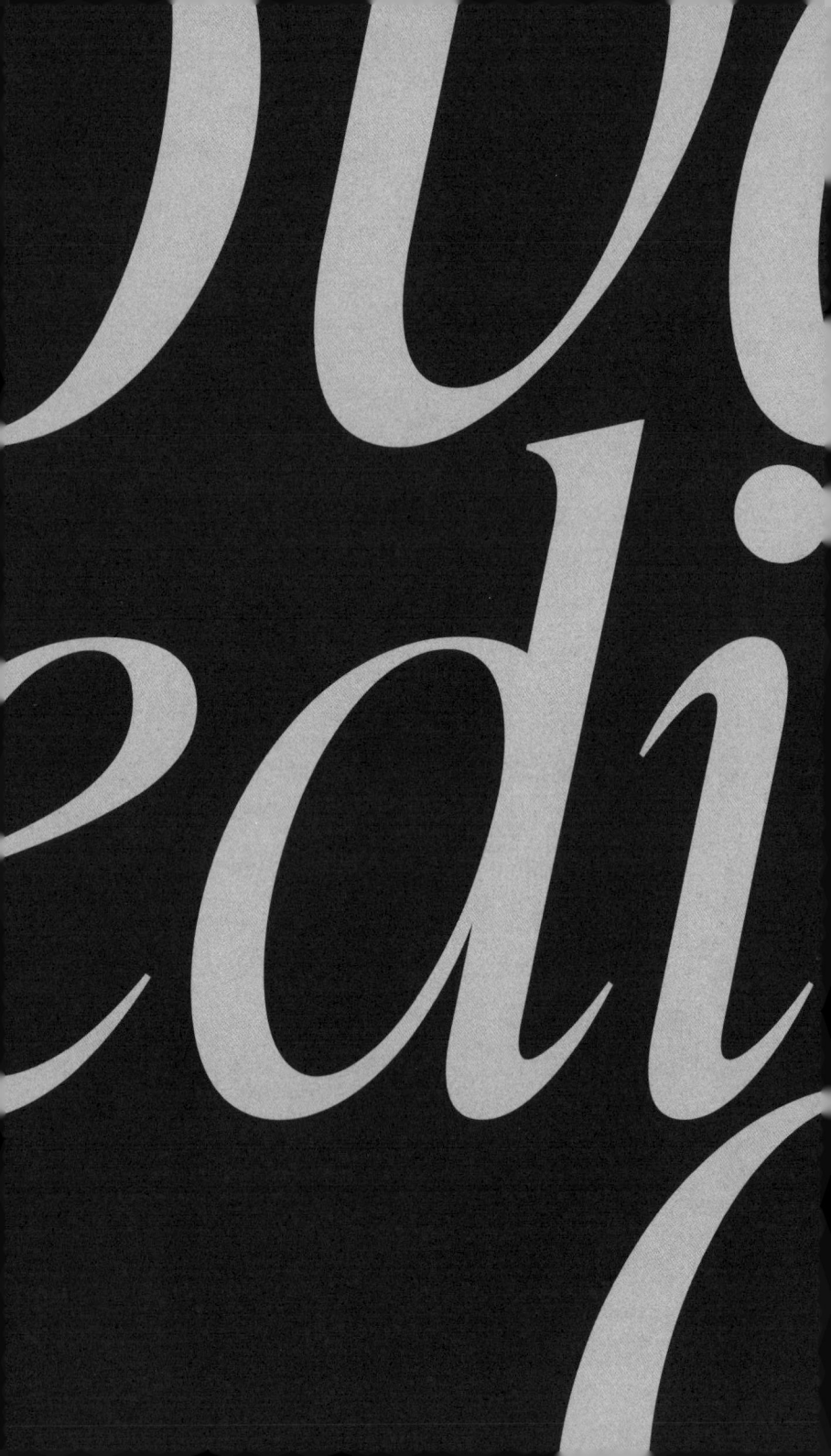

Nota à nova edição

Única mulher em uma turma de Medicina formada por mais de 150 homens. Uma das pioneiras na difusão da psicologia junguiana no Brasil. Presa política, acusada de participar da Intentona Comunista, convivendo com Graciliano Ramos na cadeia. Apaixonada por gatos – tinha doze –, sugeriu a inclusão de animais, pela primeira vez, no tratamento de doenças mentais. Fundadora do Museu de Imagens do Inconsciente, centro de estudo e pesquisa destinado a preservar os trabalhos realizados por seus pacientes. Precursora daquilo que se pode chamar hoje de luta antimanicomial, quando, no lugar de tratamentos invasivos, como o eletrochoque e a lobotomia, propôs a arte como instrumento de emancipação e reconexão de doentes psíquicos com a realidade.

Nise da Silveira (1905-1999) tem muitas e raras facetas. Todas elas acompanhadas de perto pelo poeta Ferreira Gullar (1930-2016), primeiro como admirador e, depois, como amigo. Tanto que, em 1996, ele publicou em livro uma longa conversa com ela, em uma obra chamada *Nise da Silveira: uma psiquiatra rebelde*, a qual também contemplava outros textos por ele escritos sobre a potência dessa médica que, ao lado de Dona Ivone Lara (1921-2018), revolucionou a psiquiatria brasileira.

Hoje, quase trinta anos depois, em uma reedição revisitada, incluindo textos dos escritores Vilma Arêas e Marco Lucchesi, contemporâneos e amigos da psiquiatra, do psicanalista e escritor Christian Dunker, além de escritos da própria Nise, homenageiam-se tanto o encontro dessas duas figuras, tão importantes para a história do país, cujos caminhos se entrelaçaram pela arte e pela dor, quanto a trajetória dessa mulher, responsável por um grande movimento crítico no campo da saúde mental quando ainda não se falava abertamente sobre o assunto.

Aprecie, nas páginas a seguir, um pouco sobre a vida de Nise da Silveira, com quem ninguém podia e a quem reverenciamos de pé.

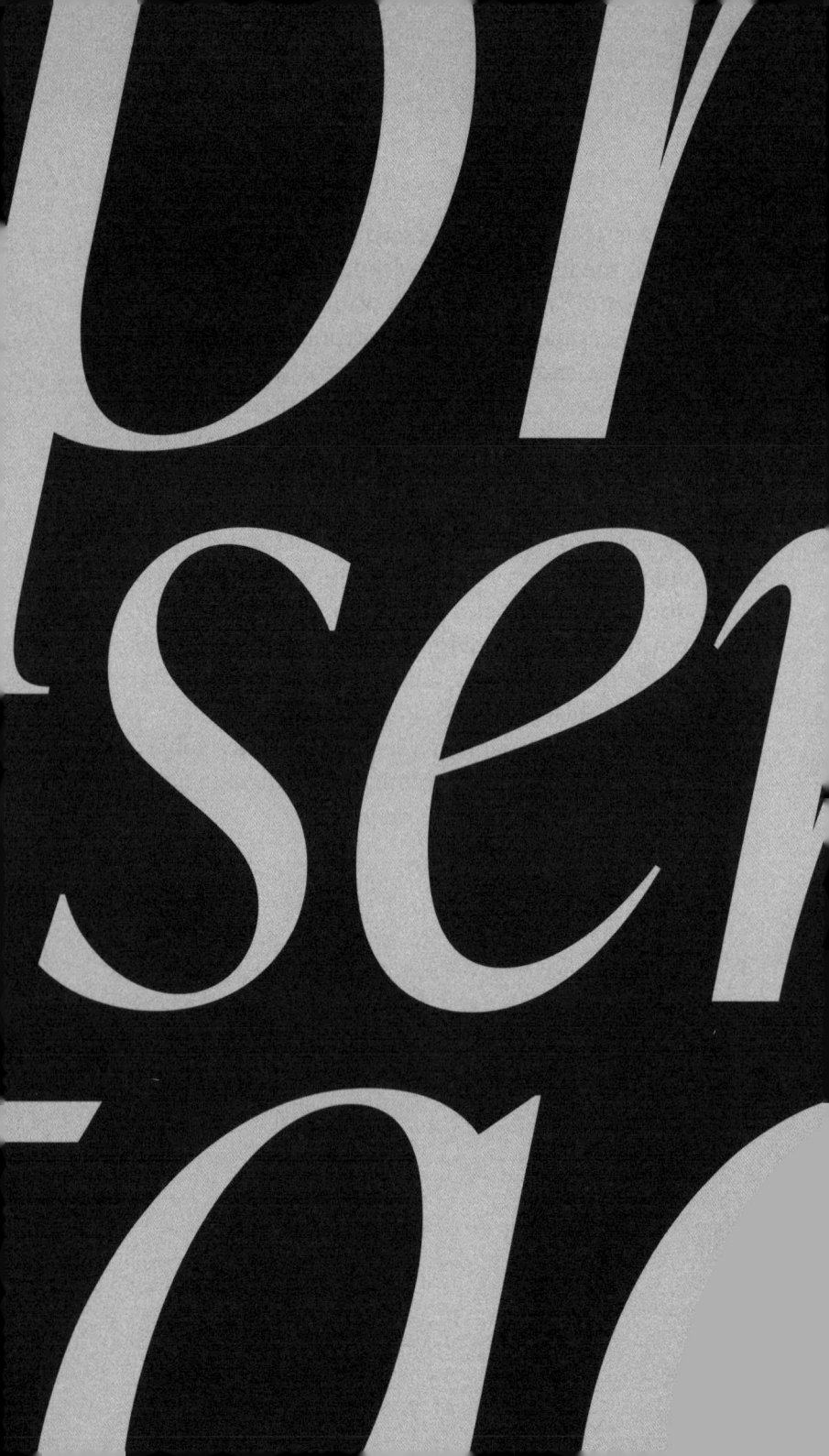

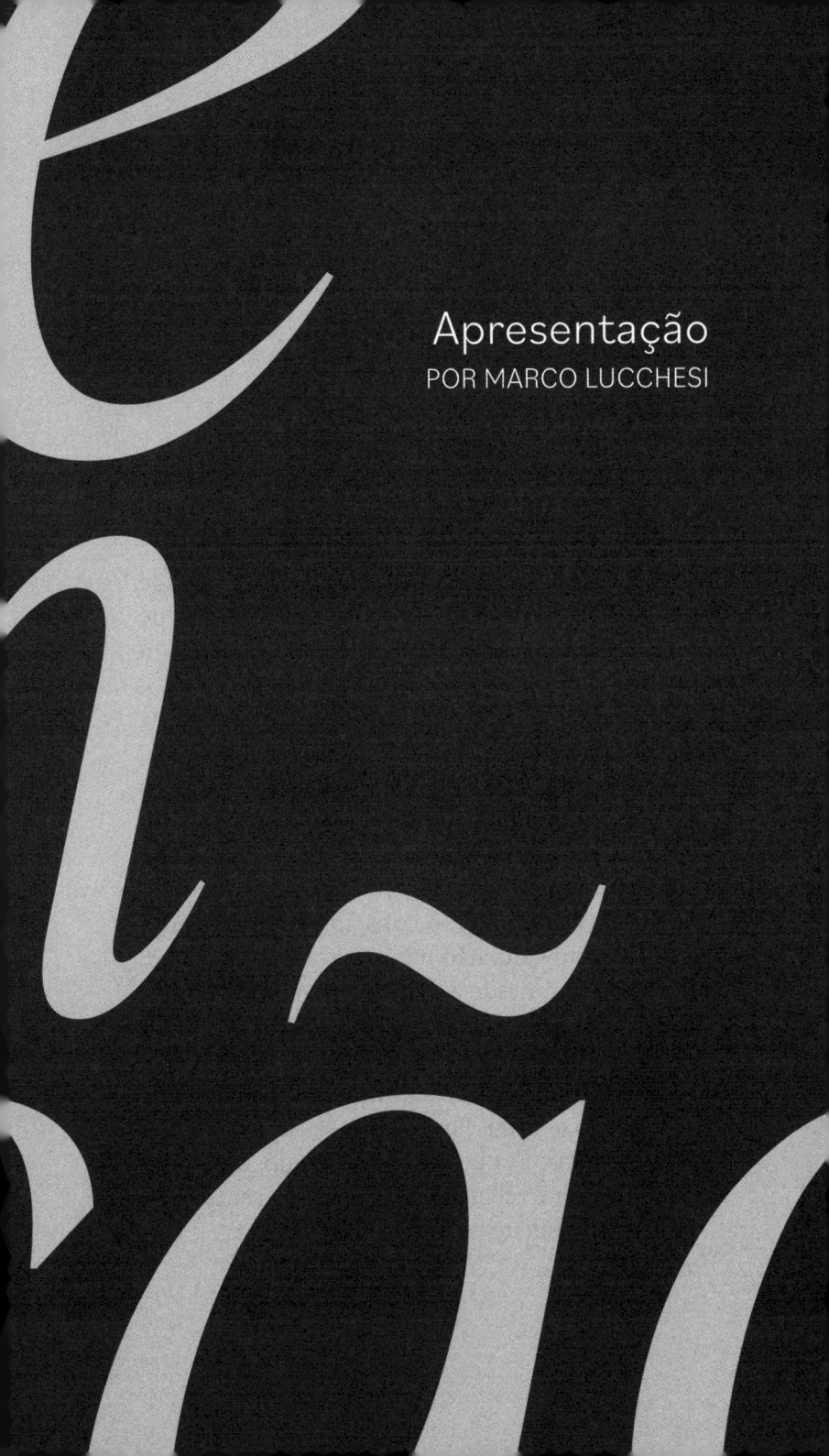

Apresentação
POR MARCO LUCCHESI

Este livro é um recorte de utopia, um solo a duas vozes, uma carta cheia de luz para o futuro. Quem mais ousado entre os dois, quem mais rebelde?

A máquina do tempo nos leva a outra cidade e outro país: o apartamento da rua Marquês de Abrantes. Aurora dos anos 1990, ou quase. Um Brasil que se recuperava da longa noite.

De Gullar posso dizer do susto e da emoção na primeira leitura de *Poema sujo*, adolescente ainda, quando a descoberta do mundo, dentro e fora dos livros, era uma demanda impiedosa e selvagem. Lembro-me do céu azul, naquela tarde de sábado. Lembro-me da livraria, em Niterói, segunda estante, à esquerda. E o coração, que batia forte, e, do mesmo lado, não me deixava fechar o livro, que continua, desde a década de 1970, vertiginosamente aberto. Porque se "muitos dias há num dia só", naquele poema havia uma enormidade de poemas. Mesmo à vista desarmada, dos meus olhos meninos, não errei. Porque não se tratava apenas de um poema. Era também, sobretudo, uma poética de exílio e rebelião que era o que sentíamos, então, os brasileiros.

De Nise, outro exílio, outro poema, outra demanda. O assombro da visita ao hospital psiquiátrico, os fantasmas de Machado e Dostoiévski, sob o generoso céu da Guanabara. Azul delicadíssimo. E o livro que mudou a psiquiatria – o *Imagens do inconsciente* –, cuja linguagem se divide entre Machado e Graciliano. Cada imagem, um mergulho raro, o *logos* da loucura, dos estados do ser, inumeráveis, e "cada vez mais perigosos", enquanto estudávamos a Aurora de Jung.

Nise e Gullar pensavam o Brasil, amavam os gatos, davam-se aos mitos e às obras de arte, sobre as camadas mais profundas do real.

De ambos fui amigo. Com eles aprendi. Ouço as vozes que emergem deste livro, que me confundem e atravessam.

Um encontro fascinante. De uma vida, aberto ao leitor. Conversa entre dois poetas.

Uma estética da rebelião.

Marco Lucchesi
Escritor

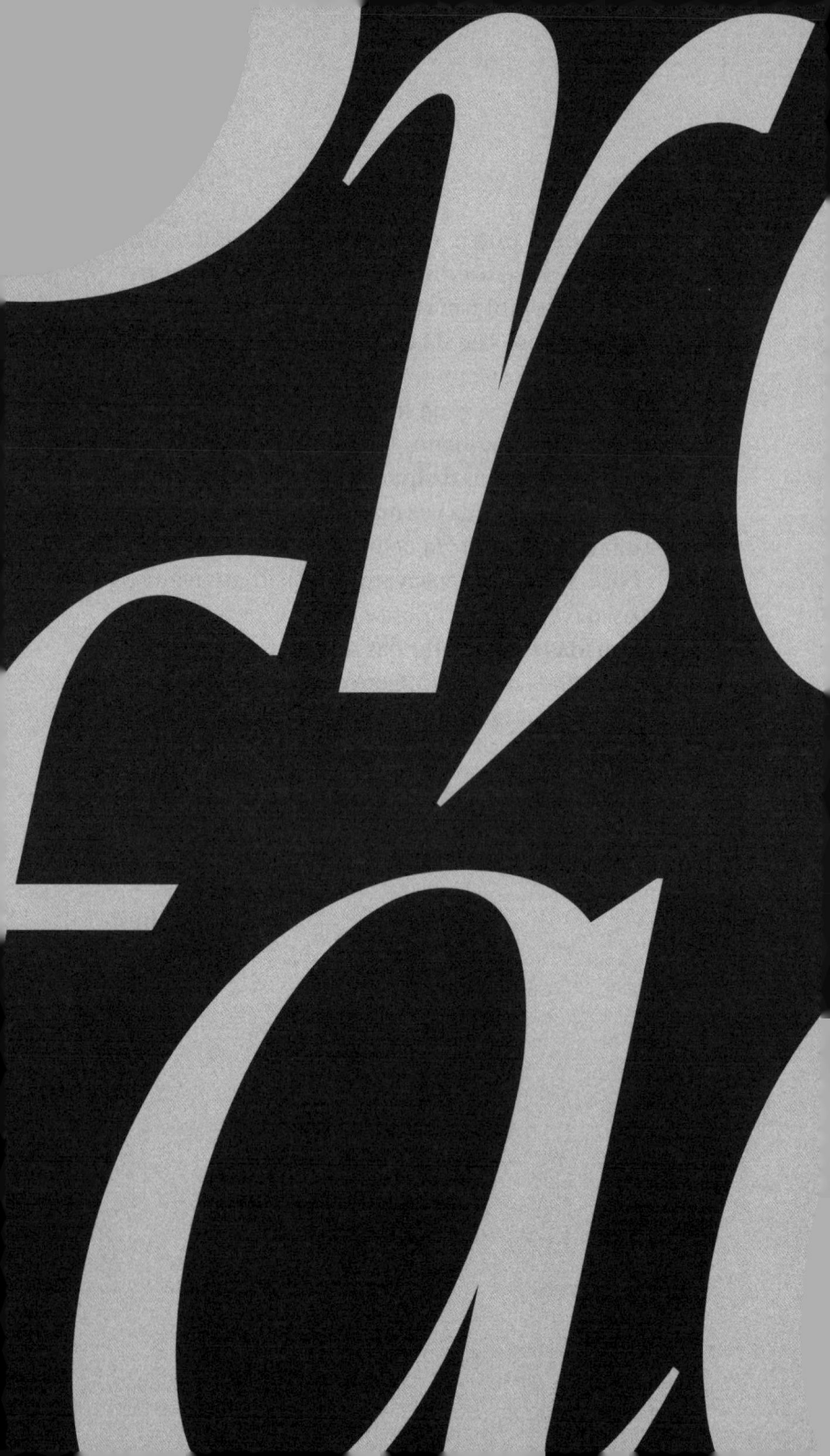

Prefácio
POR VILMA ARÊAS

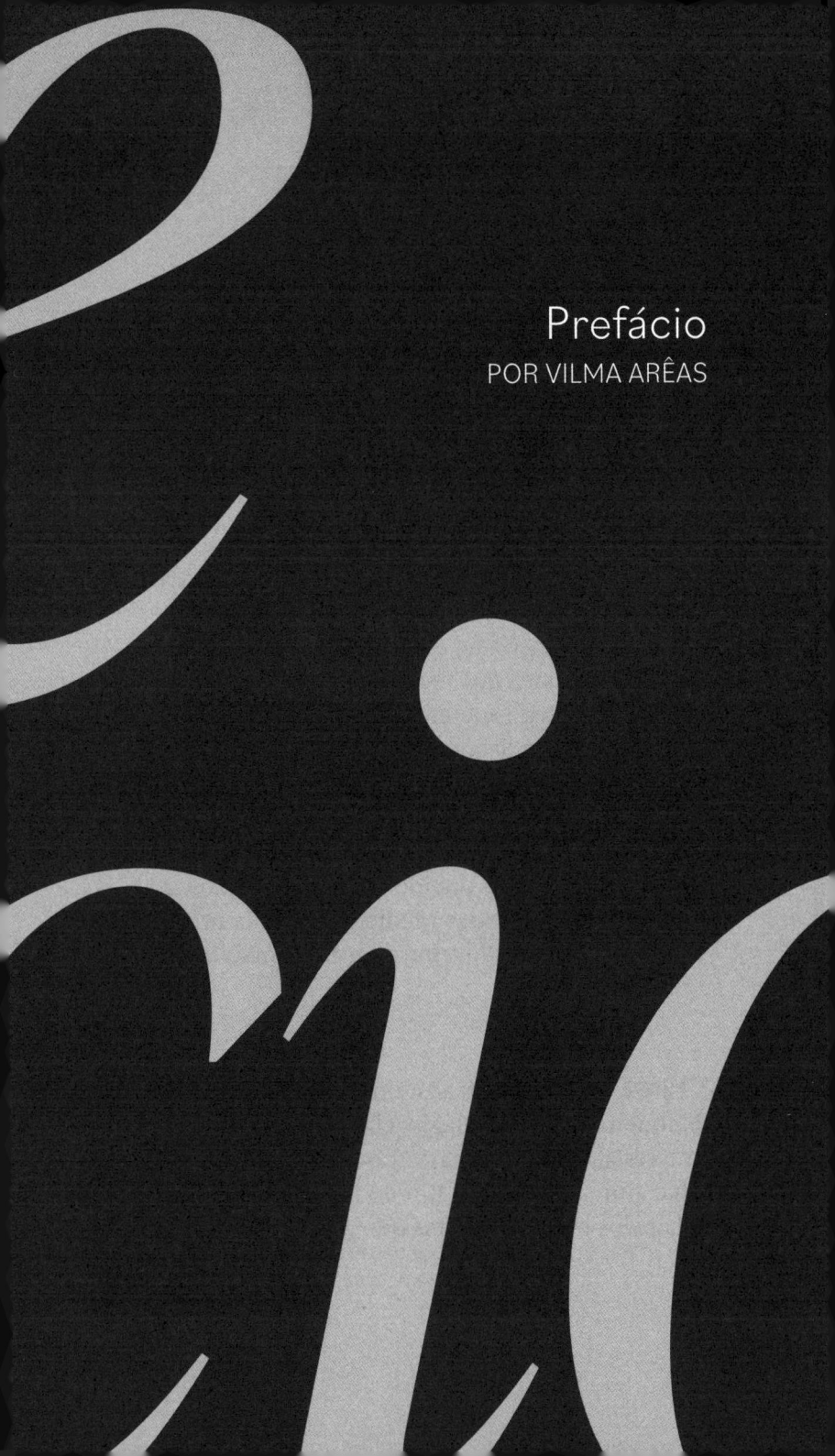

UM RETRATO DE NISE DA SILVEIRA (1905-1999)

Em *Memórias do cárcere*, Graciliano Ramos recorda a viveza dos bugalhos enormes, a polidez, o sorriso que o magnetizou. Mas talvez Di Cavalcanti tenha sido a pessoa que melhor entendeu a Nise: o retrato que dela pintou mostra uma mulher absolutamente a rigor, decotada e solene, com luvas de cetim até debaixo do braço. E apoiado no braço vemos um gato que nos olha, impassível.

Ela quis ser pianista à inspiração da própria mãe, mas não tinha ouvido musical. Desistiu e foi para a Bahia estudar Medicina. Lá encontrou Mário Magalhães da Silveira, com quem mais tarde se casou.

Nise é a pessoa mais altiva do planeta. É assim: o barqueiro cobra o pedágio, ela tira o manto para a travessia, sem olhar para trás. Em 1936, ao trabalhar numa clínica no Rio de Janeiro, e denunciada pelos livros marxistas que possuía, foi presa e solta um ano depois. Mas, ao recomeçar o trabalho, não se conformou com o que no momento era moderno: eletrochoques, convulsoterapias, choques de insulina.

Nise é toda rodeada de gatos como as ilhas pela água. De longe emerge um rosto delicado, sombras finas e o olho copado, atento aos jogos de cerimônia. Mas por dentro existe um ferreiro, na fala é que aparece. Cada sílaba martelada solta uma fagulha. Vem um gato e lambe.

O traço mais significativo de seu caráter foi a criação do Museu de Imagens do Inconsciente, consequência natural do trabalho realizado na Seção de Terapêutica Ocupacional no Centro Psiquiátrico Nacional Pedro II, no Engenho de Dentro. Ali ela conseguiu permissão para orientar os adoecidos em direção a atividades expressivas (pintura e modelagem) afastando-os dos serviços de limpeza do hospital, atribuídos a eles até então.

Mais do que qualquer outra atividade, esta se revelou de grande interesse científico por permitir o difícil acesso ao mundo interno do esquizofrênico, sempre hermético. Mostrava-se assim, de maneira surpreendente, a eficácia da expressão plástica como verdadeira modalidade de psicoterapia. A produção naqueles ateliês admirou pintores e críticos de renome como Mário Pedrosa.

A exposição dos trabalhos dos doentes teve grande impacto em pintores e críticos, no Brasil e no exterior, como aconteceu no I Congresso Internacional de Psiquiatria, em 1950, na Faculdade de Medicina de Paris e no II Congresso, em Zurique, 1957.
Exposições sucessivas ao longo dos anos mostraram, do mesmo modo, o inestimável acervo do Museu do Inconsciente e do Museu Nise da Silveira. Para escândalo geral, este último acabou extinto, assim deixando de homenagear a grande médica brasileira.

A reedição do livro de Ferreira Gullar, *Nise da Silveira: uma psiquiatra rebelde*, nos informa sobre a nova experiência em psiquiatria na Casa das Palmeiras, no Rio de Janeiro, baseada na *emoção de lidar*, sob a coordenação de Nise da Silveira.

Nise é a única jovem de dezessete anos que finge ter setenta. Já a encontrei transfigurada, em plena noite da Marquês de Abrantes, levando cães abandonados a passear. Seu cabelo brilhava docemente debaixo das lâmpadas. Fiquei meses escolhendo uma metáfora. Tem um vento quente do nordeste soprando atrás de sua cabeça. E como a poesia, Nise sopra onde quer.

À primeira vista parece imóvel e fechada em seu estuque como as casas de noite. Depois é que se percebe sua respiração atenciosa, coberta de muitos pelos: felina, no canto do sofá. É esse disfarce que cria nela a contradição entre osso e nervura em flor.

Lá vai a Nise. Nunca ninguém pôde com ela, nem o tempo nem a ditadura do Estado Novo.

Vingando-se da burocracia fascista, que não liberou papel para os doentes desenharem, invadiu a Secretaria do Hospital, lançou mão dos processos e mandou os internos desenharem no verso. Comentando a proeza, confessou com simplicidade:

— Debaixo da pele tenho um cangaceiro.

Mais tarde, com uma simples pergunta, postou-se junto aos doentes que se recusavam a fabricar colchões.

— Mas, evidentemente, meus senhores, quem é que na vida quer fazer colchões?

Os senhores embatucaram, não conseguiram responder.

A mão e a água são uma coisa só, polindo com teimosia a pedra e o futuro. Ela sabe que eles estão absortos num mundo de imagens e que a angústia vai e volta como a maré.

Seu ato de liberdade consiste em defender os sinais sedutores ou dramáticos dos arquétipos.

Ameaçada, ela gritou resistindo.

Ameaçada, disse não.

Entre o mundo fantástico e o mundo real passa o fio desse perigo: lado a lado Nise arruma o círculo mágico da ausência, plantas, cães e gatos, os homens despossuídos.

A história dos internados poderia começar assim: todo objeto me atrai, toda matéria me prende, todo êxito me fascina; mas Fernando, todo preto e todo pobre, não fez o vestibular, não casou com Violeta e acabou enlouquecendo, entre mesas repletas, candelabros, cortinas, estátuas e o piano aberto com sua partitura. O paradoxo da loucura é que o pedreiro duro exerce a ordem minúscula do relojoeiro.

Nise não contorna esse lado de sombra. De madeira e cabelo fino vai tecendo seu amor, o mundo novo.

Nise trabalhou no Centro Psiquiátrico Pedro II, na Seção de Terapêutica Ocupacional, de 1944 a 1975.

Vilma Arêas
Escritora

em

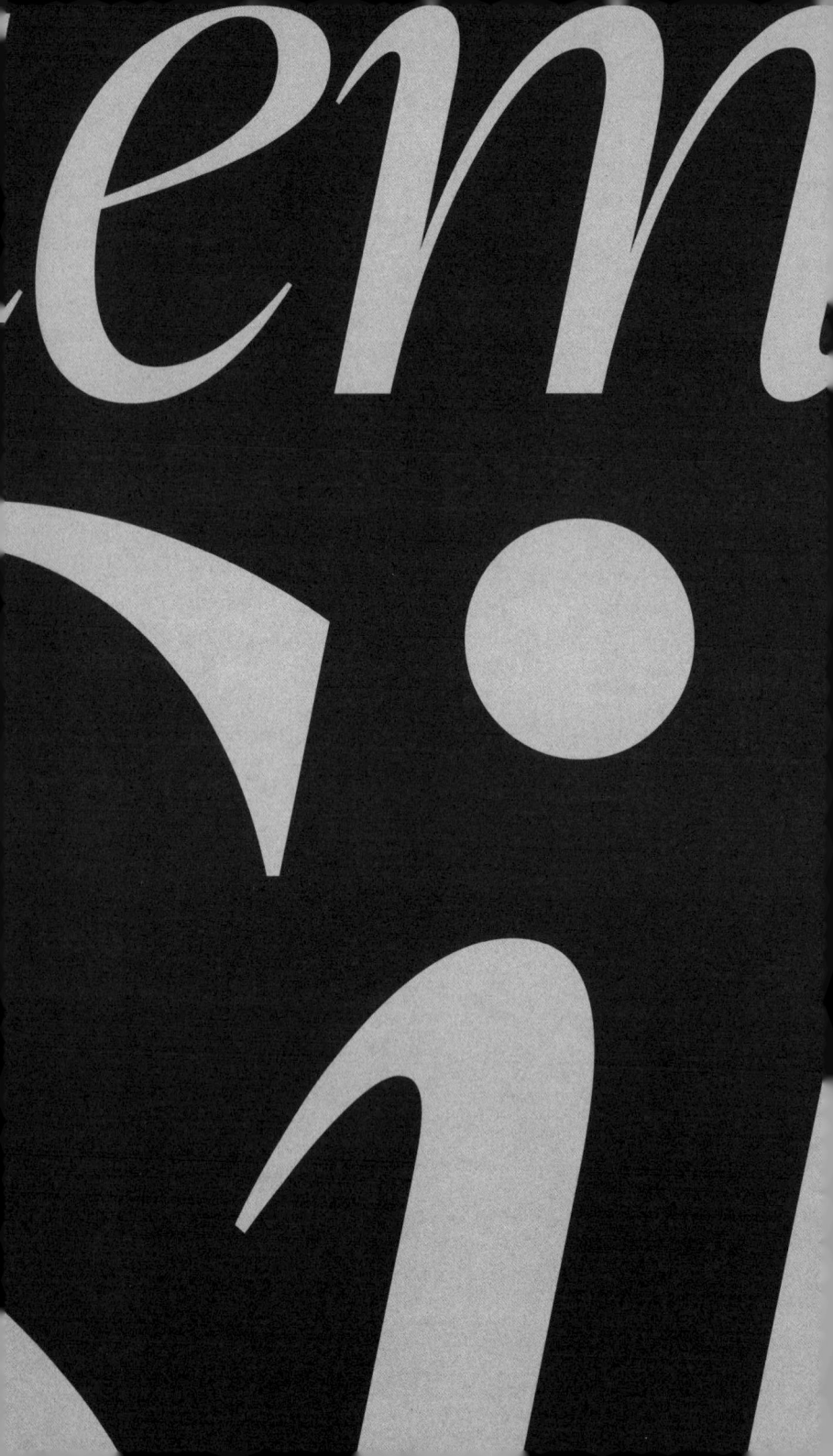

Quem é Nise da Silveira?
POR FERREIRA GULLAR

Ninguém hoje, no Brasil, que se interesse pelas questões ligadas à expressão artística ou à psiquiatria – ou a ambas – pode ignorar a contribuição de Nise da Silveira. Contribuição essa que é marcada, de um lado, pela coragem intelectual de romper com o estabelecido e, de outro, pela identificação profunda com o sofrimento do seu semelhante. Não há talvez exagero em dizer que essa identificação, que se traduz na capacidade de comover-se com o outro, terá sido a chave que abriu as portas de um novo entendimento daquelas questões.

Nise da Silveira foi levada pelas circunstâncias a dirigir seu trabalho de psiquiatra para a terapêutica ocupacional. Mas por que tomou essa decisão? Por discordar dos procedimentos que passaram a ser adotados no tratamento psiquiátrico e que consistiam em submeter o doente mental à violência do choque elétrico, do choque de cardiazol e de insulina, ou – o que era mais brutal – à mutilação da lobotomia.

Ela conta o horror que sentiu ao ver, pela primeira vez, um paciente ser levado à convulsão pelo choque elétrico. O médico responsável pelo setor devia ensinar-lhe o uso desse procedimento, e por isso mandou trazer outro paciente a fim de que ela mesma apertasse o botão. Nise se negou a fazê-lo, como se negaria a usar também o choque insulínico e de cardiazol. Não lhe restou, por isso, outro caminho senão trabalhar numa área na qual não se praticavam esses tratamentos e que, por isso mesmo, não tinha qualquer relevo ou importância no sistema hospitalar: a terapêutica ocupacional. Ali, iniciaria uma insuspeitada revolução.

Ainda, nessa linha de valorização do doente mental como ser humano, merecedor, portanto, de afeto e solidariedade, Nise começou por discordar da literatura psiquiátrica, segundo a qual o esquizofrênico era indiferente à existência dos demais, destituído de afetividade. A prática da vida, o convívio com o doente, mostrava-lhe o contrário. Contrariando as teorias em voga, terminou por fazer do afeto o caminho para penetrar o mundo fechado do esquizofrênico e ajudá-lo a se reaproximar da realidade. E não só isso: no curso dos anos, aprofundando seu conhecimento do universo patológico e das linguagens simbólicas, carregadas de emoção e reveladoras da própria condição humana, creio que, no pensamento de Nise da Silveira, o afeto se transforma num fator estruturador da própria realidade. Em sua visão, sem ele é impossível conhecê-la.

A vida de Nise da Silveira é a expressão de um destino humano exemplar. Assim como na sua prática psiquiátrica e no seu pensamento teórico, o contato direto com o outro, a abertura para o outro e, consequentemente, a apreensão intuitiva são fatores fundamentais; em sua vida mesma é também assim que as coisas se passam. Ela vai estudar medicina porque a turma de rapazes a que se juntou e a que se ligou afetivamente está com essa disposição. Não tinha vocação para a medicina como era ensinada e praticada, já que a simples visão de uma ferida sangrando bastava para horrorizá-la. Mas, ainda assim, formou-se em medicina. Conta que, numa aula prática de fisiologia, abriram uma rã para que os alunos vissem o seu pequeno coração palpitando. Os olhos esbugalhados do animal a comoveram a tal ponto que ela pensou ouvir-lhe a perguntar: "Por que tanta ruindade?". E respondeu a si mesma: "Para nada. Ninguém aprendeu coisa alguma naquela estúpida aula".

Por seu temperamento, por sua sensibilidade, por seu relacionamento naturalmente afetivo com as pessoas e os seres vivos em geral, Nise teria que seguir o caminho que seguiu. Nada mais natural que se voltasse para a psiquiatria, especialização médica que atua numa área marcada por intenso e demorado sofrimento.

De fato, toda doença envolve sofrimento, mas na doença mental ele adquire uma complexidade rara, uma vez que atinge a própria consciência do doente, seu conhecimento de si mesmo e do mundo, seus valores existenciais e afetivos. E toda uma vida assim transcorre, com frequência desde a adolescência até a velhice, sem possibilidade de realização em qualquer plano – seja amoroso, familiar, profissional ou social. A doença mental produz sem cessar párias, condenados a viver quase sempre emparedados. Tanto sofrimento terminou por exigir da sociedade providências que, de um lado, tentassem curar esses doentes, e, por outro, protegê-los e segregá-los. Desnecessário repetir aqui a história dos manicômios e hospícios, dos encarceramentos e espancamentos a que os doentes foram submetidos ao longo dos séculos, particularmente na medida em que chegamos à época moderna, à idade da razão. Quanto mais a sociedade se organizava, racionalizava seu funcionamento e suas relações de trabalho e produção, menos espaço sobrava para os que não se ajustavam a essa organização. O manicômio nasce como produto dessa ordem social: uma instituição onde cabe o louco.

Por sua vez, o surgimento de novas técnicas de tratamento médico levou ao uso do choque elétrico, do choque insulínico e de cardiazol como modos de interromper o encadeamento anormal das ideias na mente esquizofrênica e possibilitar-lhe o reencontro com a realidade. O que isso significava como violência contra o doente não era levado em conta ou, pelo menos, não impedia que se prosseguisse com a violência. Essa visão médica deformada, que subestima a complexidade do ser humano, atingiu seu ápice com a prática da lobotomia, uma mutilação do cérebro do doente com o propósito de anular aquela complexidade e transformá-lo em vegetal.

Não se pode ignorar, no entanto, a descoberta das drogas neurolépticas – o amplictil, o haldol, o haloperidol –, que assinalaram um avanço no tratamento da esquizofrenia, quando aplicadas de maneira correta. Graças a esses remédios, as clínicas psiquiátricas deixaram de ser sucedâneas de prisões, com camisas de força e solitárias, para se tornarem lugares agradáveis, abertos, com salas de jogos, e até mesmo, em alguns casos, piscinas, campos de esportes, teatro, cinema, restaurante.

Deve-se registrar, não obstante, a exploração comercial da loucura, responsável pela manutenção em muitos casos de clínicas fechadas, sufocantes, onde o doente é tratado por pessoas sem especialização e nem mesmo compreensão de seu estado. Há ainda, lamentavelmente, antigos hospitais públicos – como a Colônia Juliano Moreira – mantidos pelo Estado e que se transformaram em verdadeiros depósitos de loucos, onde os doentes vivem em condições abjetas.

Tais fatos, porém, não justificam iniciativas que visam fechar as clínicas psiquiátricas públicas sob a alegação de que a internação atenta contra a liberdade do doente. Só quem nunca conviveu com doentes mentais ou nunca enfrentou em sua vida esse problema pode alimentar visão tão equivocada. Durante o surto psicótico, a única providência possível é a internação. Nessas condições, a permanência do doente com a família é insustentável. Pior ainda se se trata de famílias humildes, morando em casas mínimas. A extinção das clínicas psiquiátricas do Estado forçaria as famílias mais pobres a abandonar seus doentes nas ruas da cidade, sem tratamento e sem amparo, sujeitos a toda espécie de sofrimento.

A tese da liquidação dos hospitais psiquiátricos foi posta em prática em outros países com resultados negativos. Ela surgiu na época em que a juventude de classe média se entregou às drogas na ilusão de que assim exercia sua plena liberdade existencial. Muitos jovens foram parar em hospitais psiquiátricos, ainda que não fossem efetivamente esquizofrênicos. Isso deu origem a uma tese segundo a qual os loucos não são doentes, e sim meros contestadores da sociedade convencional que, por sua vez, utiliza os médicos psiquiatras para internar (ou seja, encarcerar) os dissidentes. É por essa razão que, no projeto apresentado no Congresso Nacional, para supostamente devolver a cidadania aos loucos, condiciona-se a internação do doente em surto à apreciação de um juiz (!) que, depois de ouvi-lo, decidirá se deve ou não permanecer internado. Felizmente, esse projeto, que havia sido afoitamente aprovado na Câmara Federal por acordo de liderança, sofreu no Senado uma série de emendas que, apoiando a necessária renovação do atendimento psiquiátrico no país, procura evitar que os doentes mais necessitados sejam postos no desamparo.

Quando Nise da Silveira começa sua carreira de psiquiatra, no hospital da Praia Vermelha, na Urca, aqueles procedimentos modernos ainda não existiam. Ela é presa em 1936, solta em 1937, mas, ameaçada de ser de novo encarcerada, escapa do Rio de Janeiro. Durante algum tempo vive, clandestinamente no início, depois livremente, por vários estados do Nordeste e do Norte do país. Sete anos mais tarde, retoma suas funções, agora no Centro Psiquiátrico Nacional Pedro II (CPN), no Engenho de Dentro. Já então os choques estavam em voga. Ela se nega a utilizá-los e o diretor do Centro então lhe oferece o único lugar onde tais procedimentos não eram aplicados – na Seção de Terapêutica Ocupacional –, mesmo porque ali o objetivo não era curar ninguém.

Se, nessa época, Nise ainda não dispõe de uma teoria da Terapêutica Ocupacional, tem, no entanto, amplo conhecimento da literatura sobre psicologia e uma visão crítica das teorias psiquiátricas. A incompatibilidade com as novas técnicas de tratamento, que no seu entender agrediam o paciente, certamente a induziram a buscar alternativa para o tratamento da esquizofrenia: o caminho psicológico, que se opunha ao fisiológico em voga; enquanto este apostava na intervenção direta sobre o funcionamento cerebral, por choques e cirurgia, aquele buscava a cura na possibilidade de o doente conseguir, através da expressão simbólica, vencer a desordem interior e reatar os vínculos com a realidade.

Ao assumir a Seção de Terapêutica Ocupacional e Recreação (STOR) do Centro Psiquiátrico Nacional, em 1946, Nise tratou de criar, além das oficinas de trabalho artesanal (costura, encadernação etc.), os ateliês de atividade expressiva, como a pintura e a modelagem. Desde o primeiro momento, valorizou a autonomia das atividades ali exercidas e dos próprios pacientes, até então usados para prestar serviço ao hospital. A partir de então, a terapêutica ocupacional deveria ser entendida como um método de cura.

Tal concepção não teve boa acolhida no corpo médico do CPN, que, na sua maioria, via com suspeição as ideias de Nise, chegando alguns médicos a ridicularizar o seu trabalho, dizendo que ela pretendia curar os doentes mandando-os fazer garatujas. Essa hostilidade, em lugar de fazê-la esmorecer, a estimulou a ampliar seu conhecimento sobre a linguagem da arte e a significação das formas simbólicas. Foi quando decidiu criar, com mais três colegas, um grupo de estudo da psicologia junguiana, que teve importantes consequências para o desenvolvimento de seu trabalho.

Nise tinha consciência da complexidade do universo das formas pictóricas e da mente humana, dos inúmeros fatores que operam na atividade expressiva: "Faltavam-me conhecimentos sobre as atividades da psique que tomavam forma na imagem da mandala", escreveu ela. "Assim, custava-me entender que surgissem esses símbolos pintados pelo mesmo autor junto a formas que refletiam a cisão da psique." Não obstante, continuou reunindo imagens de círculos e afins que, depois, mediante seleção, constituíram o primeiro álbum do acervo do Museu de Imagens do Inconsciente (MII). Foi então que, em dezembro de 1954, escreveu uma carta a C. G. Jung, enviando-lhe junto algumas fotografias de mandalas. A carta de resposta não demorou a vir e nela o mestre reconhece que as formas estampadas nas fotos eram efetivamente mandalas, ou seja, manifestações de forças do inconsciente que buscavam compensar a dissociação esquizofrênica. "Eu me via diante de uma abertura nova para a compreensão da esquizofrenia", escreveu Nise mais tarde.

Voltou-se para o estudo das mandalas e de suas relações com os sintomas apresentados pelos pacientes. "Depois que comecei a entender suas significações (das mandalas), ajudaram-me enormemente na compreensão dos casos clínicos. A primeira indicação que trazem ao psiquiatra refere-se à intensidade das forças instintivas cuja função é compensar a desordem psíquica. Essas forças, expressas nas mandalas, ligam e submetem os poderes sem lei pertencentes ao mundo da escuridão e configuram ou criam uma ordem que transforma o caos em cosmos." Aquelas imagens circulares dariam forma aos movimentos instintivos de defesa da psique, aparecendo de ordinário logo no período do surto esquizofrênico, desde que o doente tenha oportunidade de desenhar ou pintar livremente num ambiente acolhedor. O que não significa que, desde logo, a ordem psíquica esteja restabelecida. Na verdade, trata-se de tentativas, esboços, projetos de organização da mente.

A relação com Jung se estreitou quando, em 1957, Nise obtém uma bolsa para estudar no Instituto C. G. Jung, em Zurique, participando em seguida do II Congresso Internacional de Psiquiatria, ocasião em que expõe obras do acervo do Museu de Imagens do Inconsciente.

Mas, se se entregava intensamente aos estudos teóricos, Nise não descuidava do lado prático da terapêutica ocupacional. Por isso cuidou da formação de monitores, realizando cursos para instruir aqueles funcionários. Ao mesmo tempo, à medida que o trabalho avançava, fazia com os monitores reuniões destinadas à avaliação psicológica das atividades e seu papel terapêutico em cada caso clínico. Os resultados excederam as expectativas. Isso se deve ao interesse que tal atividade despertava nos monitores como também à condução de Nise, atenta e receptiva à contribuição de seus colaboradores. É exemplo disso o que ocorreu com o monitor Hernani Loback que, sem seguir as normas estabelecidas para a requisição de pacientes que viessem trabalhar na STOR, trouxe para lá um internado chamado Emygdio,[1] que Nise desconhecia. Ao saber do que ocorrera, chamou a atenção de Hernani, mostrando-lhe que a desobediência das normas provocaria a reação do médico responsável pelo paciente e criaria mais problemas para a STOR, que já enfrentava a má vontade de muitos ali dentro. Hernani explicou-se: é que há vários dias vinha notando, no *canto do olho* de Emygdio, o desejo de acompanhá-lo quando ia buscar ali outros pacientes para trabalhar na STOR. Nise, ao ouvir tal explicação, deu razão ao monitor, uma vez que "a sensibilidade para captar desejos no canto dos olhos de esquizofrênicos é muito mais importante do que conhecimentos técnicos". E tanto isso era verdade que o tal Emygdio, trazido assim de contrabando para a STOR, tornar-se-ia uma das figuras mais destacadas dentre os artistas do Engenho de Dentro, revelando-se no curso dos anos um extraordinário pintor, cujas obras estão entre as mais belas e significativas da arte brasileira.

A história de Emygdio de Barros merece ser contada. Quando Nise foi procurar o médico que o tratava para formalizar sua transferência para a STOR, este lhe disse que Emygdio era um doente crônico, internado há vinte e três anos, demasiado deteriorado. Qualquer trabalho com ele seria perda

---

1 Nomes e grafias das figuras citadas, bem como seus respectivos dados, foram mantidos, na medida do possível, conforme a edição original. (N.E.)

de tempo. Nise, confiando na intuição de canto de olho, pôs Emygdio para trabalhar inicialmente na oficina de encadernação. Conta a lenda que um dia, voltando do almoço, Mavignier encontra sobre a mesa um belíssimo desenho feito não se sabia por quem. Indagou daqui e dali e terminou por saber que o autor do desenho era aquele paciente da encadernação, Emygdio. Foi a ele e perguntou-lhe se preferia desenhar. Emygdio, que não falava há vinte e três anos, fez que sim com a cabeça. E passou a produzir desenhos cada vez mais surpreendentes, o que levou Mavignier a perguntar-lhe se não gostaria de pintar. Emygdio de novo fez que sim. A partir desse dia, cobriu telas e telas de deslumbrantes pinturas. Era como um jorro de matéria psíquica reprimida. Se não lhe tirassem o quadro da frente, continuava a pintar outro em cima daquele e mais outro e mais outro. Por isso, há muitos quadros de Emygdio no MII que têm vários outros embaixo. Para evitar que isso continuasse a ocorrer, Mavignier providenciou telas maiores e explicou a Emygdio que, terminada uma tela, devia passar a outra, em lugar de pintar sobre a que terminara. Ele entendeu e seguiu a orientação de Mavignier.

Anos depois, quando lhe perguntaram que presente queria no Natal, que estava próximo, ele respondeu: "Um guarda-chuva". Causou estranheza que alguém que vivia sempre sob os tetos do hospital desejasse um guarda-chuva. Nise pensou: ele está querendo ir embora. Indagado, Emygdio respondeu que sim, queria voltar para casa. E de fato foi morar com seus parentes num povoado perto de Teresópolis. No começo, continuou a desenhar e pintar. Depois parou. Quando seu irmão, chefe da família, morreu, ele pegou suas coisas e voltou para o Centro Psiquiátrico Pedro II. Queria pintar.

E efetivamente o fez. Os quadros de Emygdio pintados a partir de então – anos 1960, 1970 – são de grande beleza e mestria. Trata-se na sua maioria de paisagens, carregadas sempre de densa e hermética significação, mas de execução tão sutil, cores de extrema delicadeza e transparência, que só poderiam ser realizadas por mão de mestre, dotada de inspiração genial. Não tenho dúvida alguma em afirmar que a obra de Emygdio é uma das mais preciosas expressões da pintura brasileira – em todas as épocas. Quando por mais não fosse, só ter resgatado do abismo da loucura a criatividade de um homem como Emygdio de Barros já consagraria Nise da Silveira como uma benemérita da humanidade. Não pretendo com isso dizer que o valor artístico é a única justificativa do método terapêutico de Nise da Silveira. Entendo, pelo contrário, que o alto valor estético da obra de Emygdio, dado como um doente crônico, com a mente deteriorada, revela um equívoco da psiquiatria tradicional ao mostrar que, sob a camada de incongruências e incomunicabilidade, pode estar um ser humano capaz de expressar visões inusitadas do mundo e revelar-lhe sua beleza. Isso aconselha a tratar-se os doentes mentais não com choques e mutilações, mas com afeto e cuidados extremos.

Essa é uma das lições que se aprendem com Nise da Silveira, e lições que ela mesma aprendeu com humildade dos doentes e monitores, ao longo dos anos. Porque Nise não se trancava no gabinete a tirar ilações e fazer teorias. Ela participava do trabalho, estava sempre presente nos ateliês, nas reuniões, no convívio com os doentes.

Uma das coisas que aprendeu foi que o tratamento, para ser eficaz, depende de que o doente tenha ao seu lado alguém em quem confie, alguém que represente um ponto de apoio em que ele possa investir afetivamente. "Quanto mais grave a condição esquizofrênica, maior será a necessidade que tem o indivíduo de encontrar um ponto de referência e apoio. Tanto melhor se esta primeira forma de contato for se tornando uma relação de amizade", escreveu ela.

Um exemplo disso é o caso de Raphael Domingues, outro artista de extraordinário talento surgido no ateliê da STOR. O apoio que encontrou em Almir Mavignier foi responsável pelo florescimento de seu desenho, cuja força expressiva e inventividade foram exaltadas por Mário Pedrosa. Um dia, Mavignier, que nunca interferia no trabalho dos pacientes, sugeriu a Raphael que pintasse uma cara. Ele até ali só fazia desenhos abstratos. Raphael imediatamente pintou uma cara. "Agora pinte um burrinho."

Ele pintou um burrinho. E assim iniciou-se uma fase de intensa criatividade em que Raphael, misturando a figuração e a abstração, revela um mundo inusitado de imagens e formas. Ora são figuras desarticuladas formando composições de raro equilíbrio, ora são naturezas-mortas com jarros e plantas ou pratos e bules, traçados com uma linha pura e intensa, que nada fica a dever aos desenhos de mestres como Matisse ou Picasso.

Essa criatividade, porém, entra em declínio logo depois que Mavignier embarca definitivamente para a Europa. A vida de Raphael cai na rotina hospitalar, e seu desenho volta aos traços repetitivos e abstratos de antes. Anos depois, Nise convida a desenhista Martha Pires Ferreira para trabalhar com Raphael, porque descobrira afinidade entre os desenhos dos dois. A aproximação entre eles, difícil inicialmente, fez com que Raphael voltasse a desenhar rostos humanos, gatos, pássaros, flores. Muito embora não alcançassem a qualidade artística da fase anterior, indicavam um reatamento com o mundo real. Também Martha teve que partir para o exterior e, depois de sua partida, ele voltou aos traçados repetitivos de linhas cruzadas.

Por atribuir enorme importância ao afeto no tratamento da esquizofrenia, Nise da Silveira soube valorizar as relações do doente com os demais seres vivos, além dos humanos: as plantas, os cães, os gatos. A primeira experiência nesse campo se deu com o aparecimento da cadelinha que ela apelidou de Caralâmpia e entregou aos cuidados de um interno que se curou a ponto de tornar-se um dos monitores da STOR. Percebeu que o cão reúne qualidades que podem fazer dele um ponto de referência estável na vida do paciente. "Nunca provoca frustrações, dá incondicional afeto sem nada pedir em troca, traz calor e alegria ao frio ambiente hospitalar."

Em seu livro *Imagens do inconsciente*,[2] Nise da Silveira cita vários exemplos tirados do volumoso dossiê da STOR sobre as relações entre os esquizofrênicos e os animais, que nem sempre são afetuosas. Para o interno Otávio, por exemplo, os bem-te-vis denunciavam suas pulsões sexuais, cantando nas árvores do hospital; por isso, fabricava atiradeiras para matá-los. Darcy, outro doente, temia cães e gatos, que lhe pareciam emitir fogo dos olhos.

Relação oposta a desses tinha com os animais Carlos Pertuis, que se revelaria outro grande artista. A expressão verbal de Carlos era praticamente ininteligível, cheia de neologismos e construções inesperadas. No entanto, na sua relação com os animais falava de outro modo. Um dia, uma das monitoras surpreendeu-o abaixado dizendo a Sultão, carinhosamente: "Você é muito bonito e valente. Tem uma orelhinha cortada, isto é prova de bravura, eu também sou valente". Carlos cuidava de Sultão, banhava-o,

---

2 Lançado pela editora Vozes em 2015. (N.E.)

penteava-o. Quando o animal foi morto por envenenamento, perdeu aquele ponto de apoio afetivo e regrediu, tornando-se de novo mais inacessível. Só dois anos mais tarde ligou-se a outro cão – Sertanejo – com quem conversava, fazendo dele seu confidente. Tornaram-se amigos inseparáveis. O cão o acompanhava nos longos passeios que fazia pelos arredores do hospital, à igreja da paróquia, ao cemitério. Um dia pintou um quadro com a figura de um cão e disse à monitora: "Sertanejo foi até o Céu falar com Nossa Senhora".

A presença de cães no âmbito da STOR e o seu uso com propósitos terapêuticos provocaram a reação de alguns setores do CPN. Pra certos médicos, aquilo era um achincalhe à sua profissão, tanto mais que Nise chamava cachorros e gatos de "coterapeutas". Não por acaso, vários cães apareceram mortos, por envenenamento.

Aprofundando seus estudos dos mitos e formas arquetípicas que apareciam nas pinturas dos esquizofrênicos, ela encontrou explicação para uma série de fenômenos relacionados com o mundo interior do doente. Apoiada na psicologia junguiana – particularmente no conceito de inconsciente coletivo –, descobriu o caminho que lhe permitiu penetrar naquele mundo. As formas circulares – ou mandalas – entendidas como manifestação inconsciente da personalidade para vencer a desordem possibilitam acompanhar o curso da doença e sua evolução profunda. Por outro lado, a descoberta, feita por Jung, de certos personagens típicos que aparecem nas produções inconscientes (a sombra, o velho sábio, a criança e o jovem herói, a mãe e a jovem) também oferece chaves para a leitura das pinturas e desenhos dos esquizofrênicos. Todos esses instrumentos de análise, fornecidos pela psicologia junguiana, contribuem para que se compreenda a natureza das perturbações psíquicas e se possa, desse modo, situá-las no contexto da psique humana. Noutras palavras, as manifestações esquizofrênicas deixam de ser alguma coisa destituída de sentido e se revelam como um esforço da mente doente para superar seus conflitos profundos e reencontrar o equilíbrio na sua relação com o mundo.

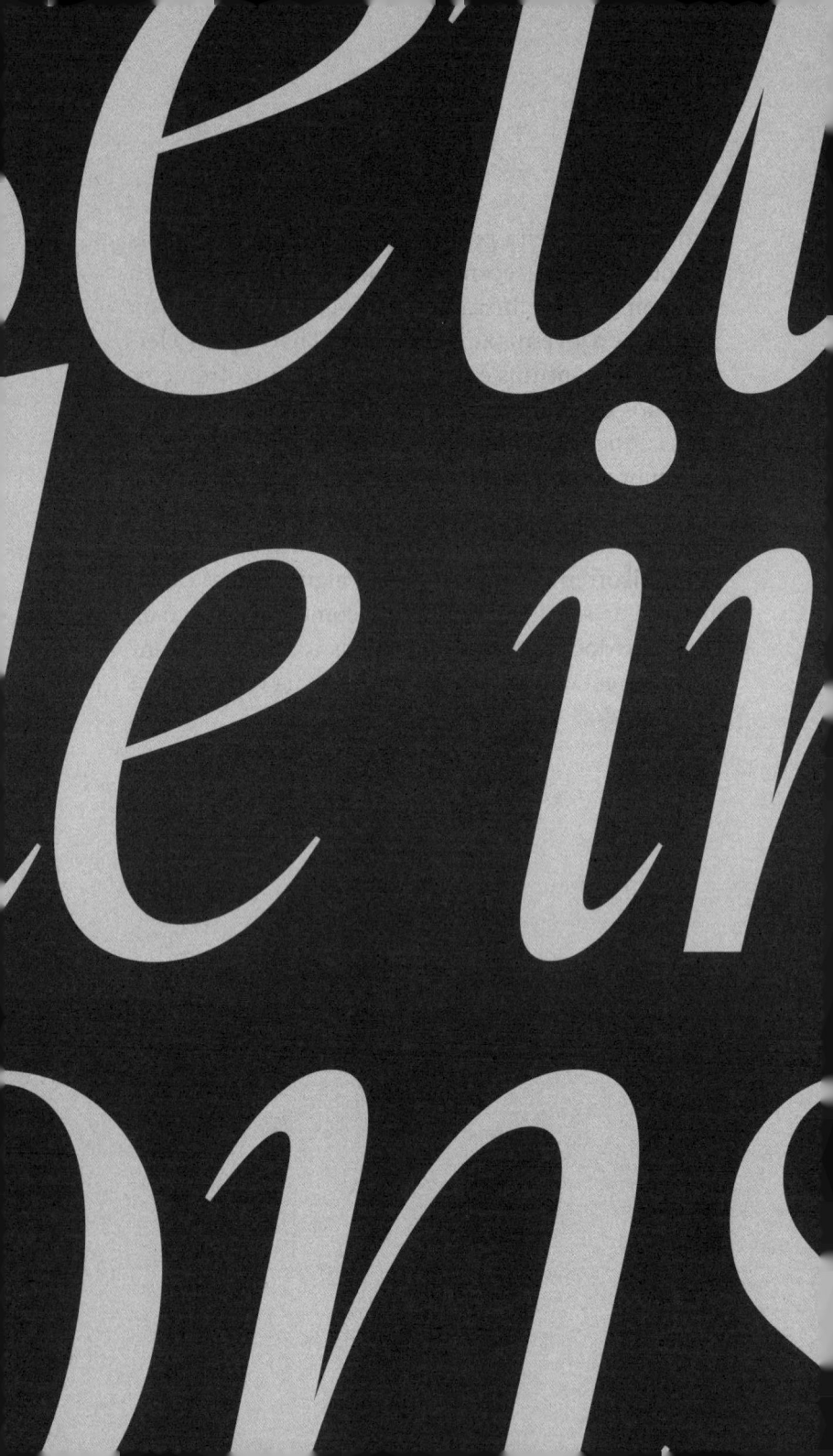

Museu de Imagens do Inconsciente
POR FERREIRA GULLAR

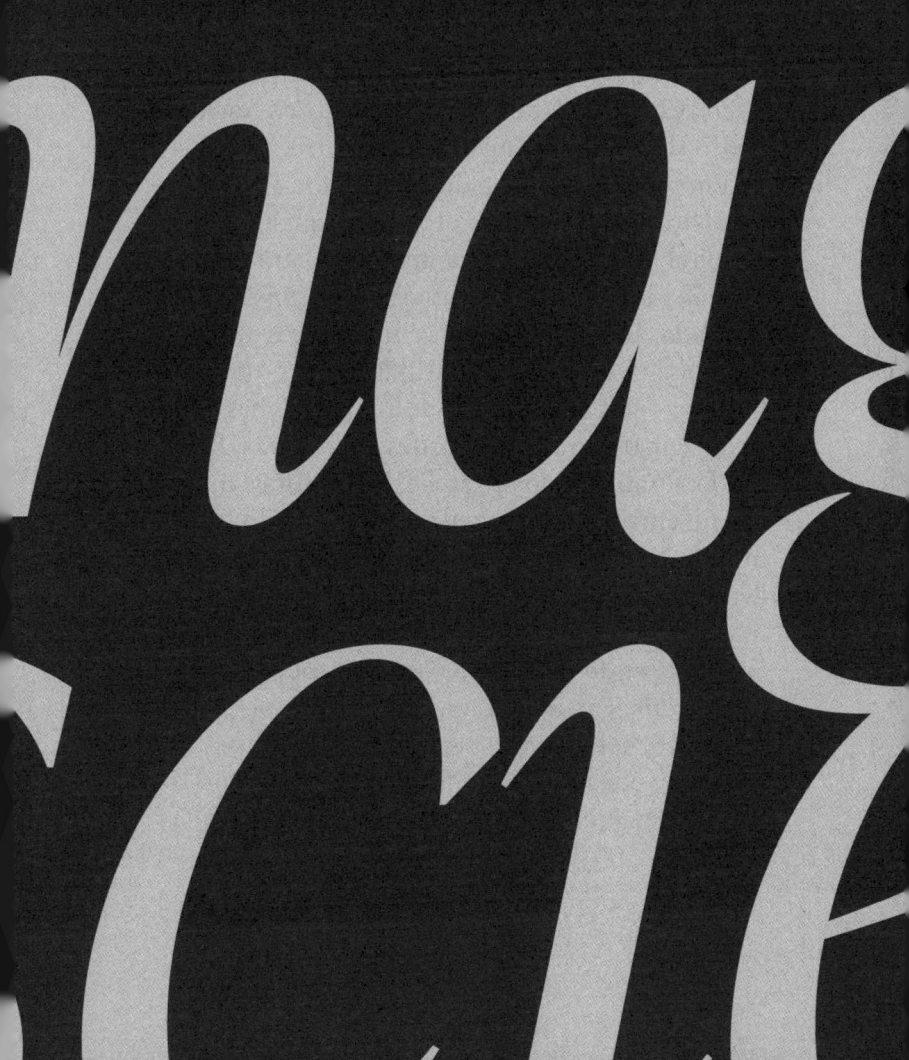

A criação do Museu de Imagens do Inconsciente (MII) é uma consequência natural do trabalho realizado na Seção de Terapêutica Ocupacional e Recreação (STOR) do Centro Psiquiátrico Nacional Pedro II (CPN), no Engenho de Dentro.

Em 1946, Paulo Elejalde, diretor do CPN, convidou Nise da Silveira para organizar aquele setor do hospital, dando-lhe plena liberdade para ampliá-lo e lhe imprimir a orientação que considerasse acertada. Basicamente, a ocupação dos doentes não seria mais a de mera utilidade para o próprio hospital – como os serviços de limpeza –, mas deveria dirigir-se para as atividades expressivas. Desse modo, foram criados os ateliês de pintura e modelagem, entre outros, e neles se originaria o futuro museu. Nas palavras de sua criadora, "a expressão livre através do desenho, pintura e modelagem, mais que em qualquer outra atividade, revelou-se de grande interesse científico por permitir menos difícil acesso ao mundo interno do esquizofrênico, sempre tão hermético. Além disso, as configurações plásticas captavam imagens da situação psíquica, possibilitando assim estudos posteriores. E simultaneamente verificava-se, de maneira empírica, a surpreendente eficácia da expressão plástica como verdadeira modalidade de psicoterapia".

A produção naqueles ateliês surpreendeu, não apenas pela quantidade – o que refletia o interesse dos pacientes por essas atividades – como pelo poder expressivo e mesmo artístico das obras. O pintor Almir Mavignier, que era então funcionário do Centro Psiquiátrico, pediu para ir trabalhar no ateliê de pintura. Ao ver os quadros e desenhos dos doentes tomou-se de grande entusiasmo e chamou o crítico Mário Pedrosa para vê-los; Mário ficou igualmente deslumbrado.

A primeira exposição das obras dos pintores do Engenho de Dentro realizou-se em fevereiro de 1947, no salão no antigo Ministério de Educação e Cultura, no Rio, reunindo 245 obras. Os críticos se manifestaram com entusiasmo, destacando--se os artigos de Marc Berkowitz e de Rubem Navarra. Mais uma vez Mário Pedrosa se manifestou, num artigo publicado no *Correio da Manhã*, onde afirmava: "Uma das funções mais poderosas da arte – descoberta da psicologia moderna – é a revelação do inconsciente, e este é tão misterioso no normal como no chamado anormal". E aduzia: "Ninguém impede que essas imagens e sinais sejam, além do mais, harmoniosas, sedutoras, dramáticas, vivas ou belas, constituindo em si verdadeiras obras de arte".

Mário Pedrosa, desde então, tornou-se um frequentador assíduo do ateliê de pintura da Seção de Terapêutica Ocupacional, levando até lá escritores e artistas, como o poeta Murilo Mendes e, depois, o diretor do Museu de Arte Moderna de São Paulo, o crítico francês Léon Degand que, empolgado com as obras que viu, decidiu expô-las. Ele mesmo escolheu as peças que participariam da mostra, que ganhou o título de *Nove artistas de Engenho de Dentro*. Os artistas eram Adelina, Carlos, Emygdio, José, Kleber, Lúcio, Raphael, Vicente e Wilson. Foi grande o impacto sobre a imprensa e a crítica de arte de São Paulo. Sérgio Milliet saudou a exposição, que em seguida foi transferida para o Rio, por iniciativa do poeta Jorge de Lima, então presidente da Câmara de Vereadores. A mostra instalou-se no salão nobre da Câmara. No Rio, o interesse demonstrado não foi menor. Sobre ela escreveram Flávio de Aquino, Osório Borba, Jorge de Lima, Antonio Bento, Yvone Jean, além de Mário Pedrosa e Quirino Campofiorito, que travaram uma polêmica em torno do assunto: Mário afirmando a qualidade estética das obras expostas e Campofiorito negando-a.

O interesse pelas obras criadas no ateliê da CPN era certamente positivo, mas apresentava uma ameaça. É que muitos desejaram possuí-las, comprá-las, o que teria significado a dispersão do nascente acervo. Nise foi clarividente. Nem mesmo Ciccillo Matarazzo, criador e presidente do Museu de Arte Moderna (MAM) de São Paulo, conseguiu adquirir um quadro de Emygdio, que o deixara impressionado. Quando Mavignier lhe comunicou o desejo de Matarazzo, ela respondeu peremptoriamente: "Não". A razão dessa negativa estava na importância e finalidade que atribuía àquelas obras, documentos, testemunhos e expressões simbólicas preciosas, que possibilitariam o conhecimento mais profundo do universo interior do esquizofrênico. Por isso era necessário preservar o acervo, mantê-lo reunido e acessível aos estudiosos da vida psíquica profunda, aos escafandristas desse oceano insondável que é a alma humana.

Doutor Robert Volmat, chefe de clínica psiquiátrica da Faculdade de Medicina de Paris, organizou durante o I Congresso Internacional de Psiquiatria, em 1950, uma exposição de "arte psicopatológica". O professor Maurício Medeiros então catedrático de psiquiatria da Universidade do Brasil,[1] foi o coordenador das contribuições brasileiras a esse congresso, inclusive do material destinado àquela exposição: uma seleção de desenhos, pinturas e modelagens. Volmat, posteriormente, publicou um livro sobre o assunto em que se detém nos trabalhos do Engenho de Dentro.

Enquanto isso, nos ateliês do CPN crescia a coleção de desenhos, pinturas e modelagens.

---

1 Atual Universidade Federal do Rio de Janeiro (UFRJ). (N.E.)

Começou-se a falar na criação de um museu que, finalmente, foi inaugurado em maio de 1952, numa sala do primeiro andar do Bloco Médico Cirúrgico. Em 1956, a direção do CPN ofereceu ao museu uma sala muito mais ampla no andar térreo, onde foram também reunidas várias oficinas da Seção de Terapêutica Ocupacional que se achavam dispersas em vários locais. Ali o MII se encontra até hoje.

Acontecimento significativo na história do MII foi a participação no II Congresso Internacional de Psiquiatria, reunido em Zurique em setembro de 1957. Sob o título geral *A esquizofrenia em imagens*, a exposição do MII ocupou cinco salas no edifício do Eidgenössische Tecnische Hochschule (Instituto Federal de Tecnologia), que sediou o congresso. Essas salas versavam sobre diferentes temas: "Os mundos fantásticos", "A busca do espaço cotidiano", "Os inumeráveis estados do ser", "Imagens arquetípicas" e "Que é demência esquizofrênica?". A mostra foi inaugurada pelo próprio C. G. Jung, com quem Nise já trocara correspondência a respeito do trabalho que realizava no Engenho de Dentro.

Uma seleção das obras expostas em Zurique foi levada para Paris e participou de uma grande exposição patrocinada pela Féderation des Sociétés de Croix-Marine (Federação das Sociedades Cruzadas Marinhas). Uma comissão julgou os trabalhos do ponto de vista estético, sendo que o primeiro prêmio foi dado ao brasileiro Fernando Diniz.

A Seção de Terapêutica Ocupacional foi estimulada com a criação do museu e o interesse despertado por suas atividades. Agora ali se desenvolviam trabalhos de pesquisa no campo da psiquiatria clínica: investigação sobre a capacidade de aprendizagem do esquizofrênico crônico (oficina de encadernação); estudo de relacionamento afetivo entre o esquizofrênico e o animal (seção de costura); experiência de solicitação motora em catatônicos (setor de música); observação sobre a expressão de afetos no teatro e na dança (setor de danças folclóricas). E no ateliê de pintura realizava-se, a partir das imagens espontâneas pintadas ou modeladas, o acompanhamento da evolução de casos clínicos, além de estudos referentes a temas de interesse psiquiátrico. Nise da Silveira desenvolvia, então, trabalhos de pesquisa sobre lobotomia e atividade criadora (confronto de trabalhos plásticos antes e depois da intervenção cirúrgica); desestruturação do espaço na esquizofrenia; efeitos da música sobre a pintura (música popular e erudita), estudos de imagens arquetípicas.

O MII foi se firmando cada vez mais como um centro de estudo. A partir de 1958, uma ou duas exposições eram organizadas por ano, focalizando a evolução de casos clínicos através da pintura e da modelagem. Em 1968 foi criado o Grupo de Estudos do Museu de Imagens do Inconsciente, que passaria a funcionar regularmente. Esse grupo tem caráter interdisciplinar, sendo frequentado por médicos, estudantes de psicologia, antropólogos, historiadores, artistas e professores, o que possibilita troca constante de experiência clínica, conhecimentos teóricos de psicologia e psiquiatria, como também de antropologia cultural, história, arte e educação. Outra iniciativa cultural do museu foi a realização de simpósios sobre temas ligados à linguagem simbólica dos arquétipos e à esquizofrenia em imagens.

O MII tem um funcionamento muito peculiar. O material novo, produzido no ateliê de pintura, que ali chega diariamente é examinado, selecionadas as pinturas de interesse mais imediato e arquivadas as demais, para estudos posteriores. Segue-se a organização, em álbuns, de sequências de imagens que permitem acompanhar o desdobramento do processo psicótico em casos individuais, bem como a reunião de imagens referentes ao mesmo tema, produzidas por autores diversos. Procede-se à pesquisa de paralelos históricos para essas imagens, quando são encontradas trilhas nesse sentido.

Conforme observou Nise da Silveira, o que dá ao MII uma vitalidade específica, além da chegada cotidiana de novos desenhos e pinturas, é o clima de cordialidade que reina entre internos, médicos, estudantes e monitores. Participam desse convívio plantas, cães e gatos. Por isso, pode-se dizer que o MII é um museu vivo.

Não obstante, o MII esteve sempre ameaçado de ser fechado. A portaria 319, de 22 de novembro de 1973, do então ministro da Saúde Machado de Lemos, que instituía o MII, nunca foi posta em vigor. Ao aposentar-se Nise da Silveira em 1975, o museu ficou desamparado, sem verbas, e se manteve graças ao apoio financeiro conseguido pela Sociedade de Amigos do Museu de Imagens do Inconsciente (SAMII), organizada pela educadora Zoé Chagas Freitas, e fundada em dezembro de 1974.

Exposições sucessivas, ao longo dos anos, têm mostrado no Brasil e no exterior o inestimável acervo do Museu de Imagens do Inconsciente. Dentre as últimas exposições do MII, as duas mais importantes realizaram-se em 1994, na Fundação Calouste Gulbenkian, em Lisboa, e em Frankfurt, como parte da programação da Feira Internacional do Livro, de que o Brasil era o país-tema. Essa exposição foi organizada e montada pelo pintor Almir Mavignier – o primeiro colaborador de Nise quando o MII ainda não existia – e que hoje vive na Alemanha.

Quando cheguei ao Rio em fins de 1951 e conheci Mário Pedrosa, ele me falou do trabalho de Nise da Silveira e me estimulou a ir conhecer as obras dos artistas do Engenho de Dentro. Logo em seguida, realizou-se, no Ibeu, em Botafogo, uma exposição com obras de Emygdio de Barros. Essa exposição foi feita com o propósito de conseguir recursos para Emygdio, que ia deixar o Centro Psiquiátrico e voltar para casa. Fiquei deslumbrado com as obras de Emygdio e desse deslumbramento nunca me curei até hoje. Pelo contrário, ele só se ampliou na medida que fui conhecendo as obras de Raphael, Diniz, Carlos, Isaac...

Durante o governo Sarney, quando era ministro da Cultura José Aparecido de Oliveira, propus a ele a criação do Espaço Nise da Silveira, no centro do Rio, com o objetivo de tornar acessível aos jovens, aos artistas e ao público em geral, o acervo do MIl. O Espaço deveria instalar-se num prédio do Ministério da Saúde, onde hoje funciona a Vigilância Sanitária, próximo à Praça XV. O governo Sarney terminou sem que conseguíssemos vencer os entraves burocráticos que impediam a realização do projeto. Mais tarde, em 1992, quando assumi a presidência do Ibac[2] (que em minha gestão voltou a

---

2   O Instituto Brasiliense de Análise do Comportamento começou em 1999, pioneiro na região Centro-Oeste, visando à formação de terapeutas em Terapia Analítico-Comportamental e à promoção da Análise do Comportamento. Além disso, buscava ser um centro de referência clínica, promover eventos e integrar profissionais. Rapidamente, tornou-se referência nacional na psicologia e saúde, oferecendo cursos, eventos e atividades presenciais e on-line. Atualmente, possui cursos de pós-graduação, formações e um setor de pesquisa, tendo impactado mais de 2 mil alunos e atuando internacionalmente. (N.E.)

se chamar Funarte),³ apresentei essa ideia ao ministro Antônio Houaiss, que se empolgou com ela e conseguiu a adesão do então ministro da Saúde, Jamil Haddad. Um convênio foi assinado entre os dois ministérios para a criação do Espaço Nise da Silveira. Por desgraça, Haddad deixou o ministério logo em seguida e o seu sucessor abandonou o projeto, por não compreender-lhe o alcance. No final do governo Itamar Franco, com a ajuda de José Aparecido, conseguimos a adesão do ministro da Saúde, mas de novo o tempo se esgotou antes que o projeto se realizasse.

Agora, no governo de Fernando Henrique Cardoso, anuncia-se o golpe de misericórdia no Espaço Nise da Silveira: pretende-se instalar, no prédio da Vigilância Sanitária, uma outra coisa com outro nome. Mediante um convênio entre a prefeitura da cidade do Rio de Janeiro e o Ministério da Saúde, o Museu Nise da Silveira, que funciona na Colônia

---

3 A Fundação Nacional das Artes, ligada ao Ministério da Cultura, promove políticas públicas de apoio às artes visuais, música, dança, teatro e circo em todo o país. Seu objetivo é capacitar artistas, fomentar a produção artística, pesquisa e difusão, preservar a memória cultural e formar público para as artes. Concede bolsas, promove circulação de artistas, oficinas, publicações e eventos culturais, além de manter espaços e acervos culturais. Seu impacto se estende nacional e internacionalmente, com parte do acervo disponível on-line. (N.E.)

Juliano Moreira e onde está o acervo de Arthur Bispo do Rosário, será extinto; as obras daquele artista ocuparão o prédio da Vigilância Sanitária que se transformará num museu com o seu nome.[4] Assim, com a extinção do Museu Nise da Silveira e o sepultamento do Espaço Nise da Silveira, por assim dizer, o governo deixa de homenagear a mulher que tanto fez pela renovação da psiquiatria brasileira, e impede que as obras do MII se tornem acessíveis ao grande público.

---

[4] Em 1997, o Ministério da Saúde estabeleceu um grupo de trabalho para colaborar com hospitais psiquiátricos federais, buscando unir projetos e preservar a memória da psiquiatria. A iniciativa, liderada pela Coordenação-Geral de Documentação e Informação (CGDI) com o Centro Cultural do Ministério da Saúde (CCMS), concentrou-se em hospitais psiquiátricos federais no Rio de Janeiro, como o Centro Psiquiátrico Pedro II, a Colônia Juliano Moreira e o Instituto Philippe Pinel, que foram municipalizados em 1999. Desde 2004, as ações se concentraram no Instituto Municipal Nise da Silveira, antes chamado de Centro Psiquiátrico Pedro II. (N.E.)

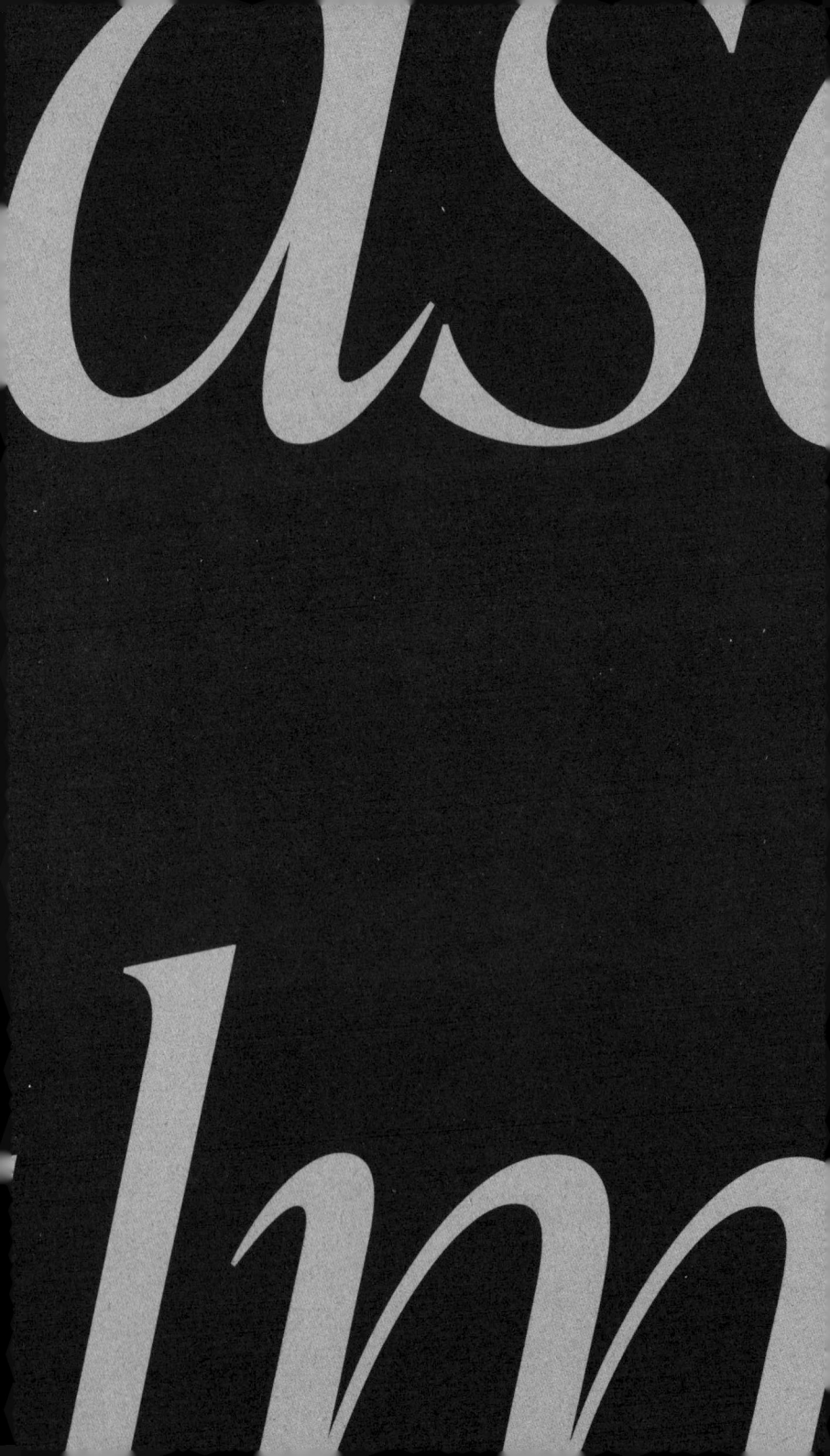

Casa das Palmeiras
POR FERREIRA GULLAR

A criação da Casa das Palmeiras foi mais um passo dado por Nise da Silveira no sentido de ampliar seu método curativo das doenças mentais. A Casa das Palmeiras veio responder a uma das antigas preocupações dela com a reinternação dos pacientes que obtinham alta. "Desde muito anos – escreve Nise – nos preocupava o fato de serem tão numerosas as reinternações nos nossos hospitais do Centro Psiquiátrico. Basta dizer que dentre os vinte e cinco doentes internados nesses hospitais por dia, em média, dezessete eram reinternações. Infelizmente, a situação em 1968 é quase a mesma: para vinte e oito internações, dezesseis são reinternações."

Algo devia estar errado no tratamento psiquiátrico, pensava ela, e considerava que um dos erros estaria em se dar alta ao paciente, mal cessavam os sintomas do surto psicótico, sem prepará-lo para o reencontro com a vida lá fora. "Não era tomado em consideração que a vivência da experiência psicótica abala as próprias bases da vida psíquica. Depois de um impacto tão violento o egresso dificilmente se encontraria em condições de reassumir seu anterior trabalho profissional e de restabelecer os contatos interpessoais exigidos na vida social."

Daí ter Nise imaginado que seria muito útil um setor do hospital, ou uma instituição à parte, que funcionasse como uma espécie de ponte entre a internação e a vida na sociedade. Mas criar essa instituição exigiria recursos financeiros de que ela não dispunha. Depois de conversar com vários colegas médicos que não se mostraram interessados, deu-se o encontro com a psiquiatra Maria Stela Braga, que havia se tornado colaboradora da Seção de Terapêutica Ocupacional. Stela se entusiasmou pela ideia e aproximou Nise da educadora Alzira Cortes, que era viúva do professor La-Fayette Cortes. Dona Alzira já havia cedido à Apae[1] um pavimento do casarão onde funcionara o Colégio La-Fayette, na rua Haddock Lobo. Ela admitiu ceder o segundo pavimento do prédio para ali instalar-se a nova instituição psiquiátrica. Com a colaboração da artista plástica Bellá Paes Leme e

---

1   Criada em 1954, a Associação de Pais e Amigos dos Excepcionais é uma organização filantrópica que busca promover a inclusão e assistência a pessoas com deficiência, oferecendo educação especial, tratamento e apoio. Ela envolve pais, amigos e a comunidade em geral para realizar ações de prevenção, diagnóstico, reabilitação e inclusão social de indivíduos com diferentes tipos de deficiência física e intelectual. (N.E.)

da assistente social Lígia Loureiro, além de Maria Stela, elaboram-se as normas que regeriam a instituição e que recebeu o nome de Casa das Palmeiras, em alusão a um grupo de palmeiras que havia no jardim de entrada do casarão. Com isso também evitava-se um nome que aludisse às doenças mentais, que a sociedade em geral discrimina.

A Casa das Palmeiras, constituída como entidade sem fins lucrativos, foi inaugurada em 23 de dezembro de 1956 e começou a funcionar imediatamente. Após o falecimento de dona Alzira, a família La-Fayette solicitou a desocupação do prédio que lhe pertencia. Assim, em 1968, a Casa das Palmeiras mudou-se para a rua Delfina número 39, também na Tijuca, cedida pela CADEME,[2] órgão do então Ministério de Educação e Cultura (MEC). Mais tarde, essa casa foi adquirida pela instituição, que nela funcionou por mais de dez anos até ser permutada, em 1981, por outra, situada na rua Sorocaba em Botafogo, onde funciona atualmente.

O método de tratamento empregado na Casa das Palmeiras era o mesmo que Nise adotara na Seção de Terapêutica Ocupacional, diverso portanto do

---

2 Sigla para Campanha Nacional de Educação e Reabilitação dos Deficientes Mentais, criada no ano de 1960. Alinhada a outras campanhas voltadas para a educação dos então chamados "excepcionais", fazia parte de um movimento que pretendia lidar com grandes questões sociais como a alfabetização e as endemias. (N.E.)

que usualmente se entendia como tal. A diferença estava basicamente em que, ao contrário de pretender apenas ocupar o doente, Nise procurou utilizar a terapêutica ocupacional como método terapêutico e não apenas uma prática auxiliar subalterna.

Na Casa das Palmeiras tratou-se de ampliar o método, dada a natureza mesma da nova instituição, destinada à reabilitação de egressos de estabelecimentos psiquiátricos, funcionando assim como uma etapa intermediária entre a rotina hospitalar desindividualizada e a vida na sociedade e na família, com seus inevitáveis e múltiplos problemas.

Para usar as palavras de Nise da Silveira, o método consistia em coordenar intimamente olho e mão, sentimento e pensamento, corpo e psique, "primeiro passo para a realização do todo específico que deverá vir a ser a personalidade de cada indivíduo sadio". No propósito de atingir esse objetivo, o método apela para as atividades que envolvem a função criadora existente mais ou menos adormecida em cada pessoa. Como a atividade criadora possibilita a integração de opostos, as emoções, sensações e pensamentos, por seu intermédio, se reconhecem, se associam, permitindo que se deem forma aos tumultos interiores. A intenção aí não é produzir obras de arte (o que pode eventualmente ocorrer), e sim oferecer meios ao doente para exprimir seus conflitos internos e poder assim, através da linguagem simbólica, trazê-los ao nível consciente.

A Casa das Palmeiras terminou por formar uma equipe técnica que consegue oferecer ao paciente a ajuda que ele dificilmente obteria em outro lugar, com o uso de outros procedimentos. Isso decorre do modo como funciona toda a instituição, possibilitando o convívio durante várias horas por dia entre os terapeutas e o paciente. Esse convívio permite, de um lado, conhecer melhor o paciente e, de outro, criar um relacionamento de confiança e afeto, que muito contribui para reabilitá-lo, preparando-o para o contato com o mundo lá de fora.

Nise da Silveira acredita que o próprio ambiente da Casa já é, por si, terapêutico: "Portas e janelas estão sempre abertas na Casa das Palmeiras. Os médicos não usam jaleco branco, não há enfermeiras e os demais membros da equipe técnica não portam uniformes nem crachás. Todos participam ao lado dos clientes, das atividades ocupacionais, apenas orientando-os quando necessário. E também todos fazem em conjunto o lanche, que é servido no meio da tarde, sem discriminação de lugares especiais".

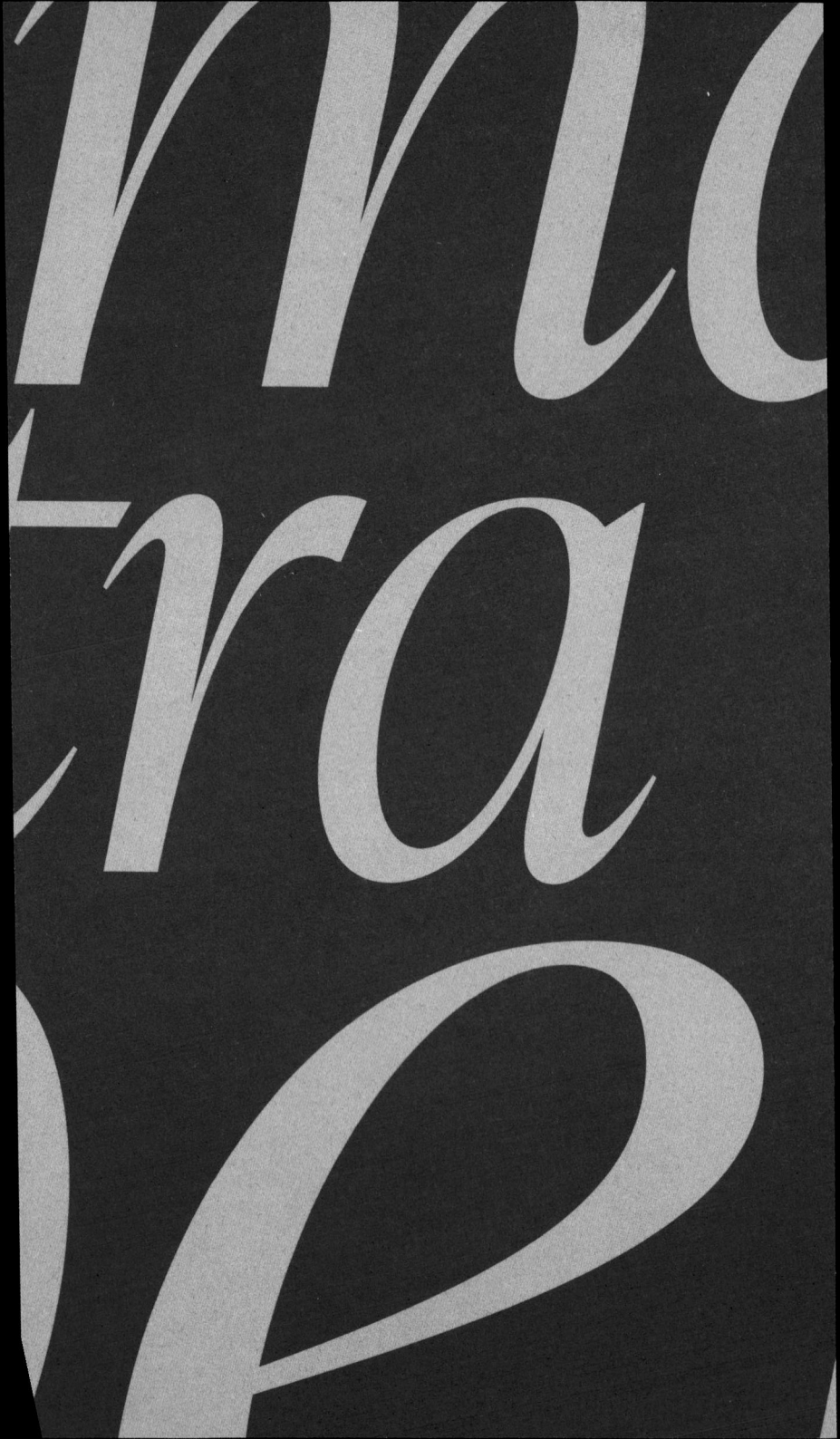

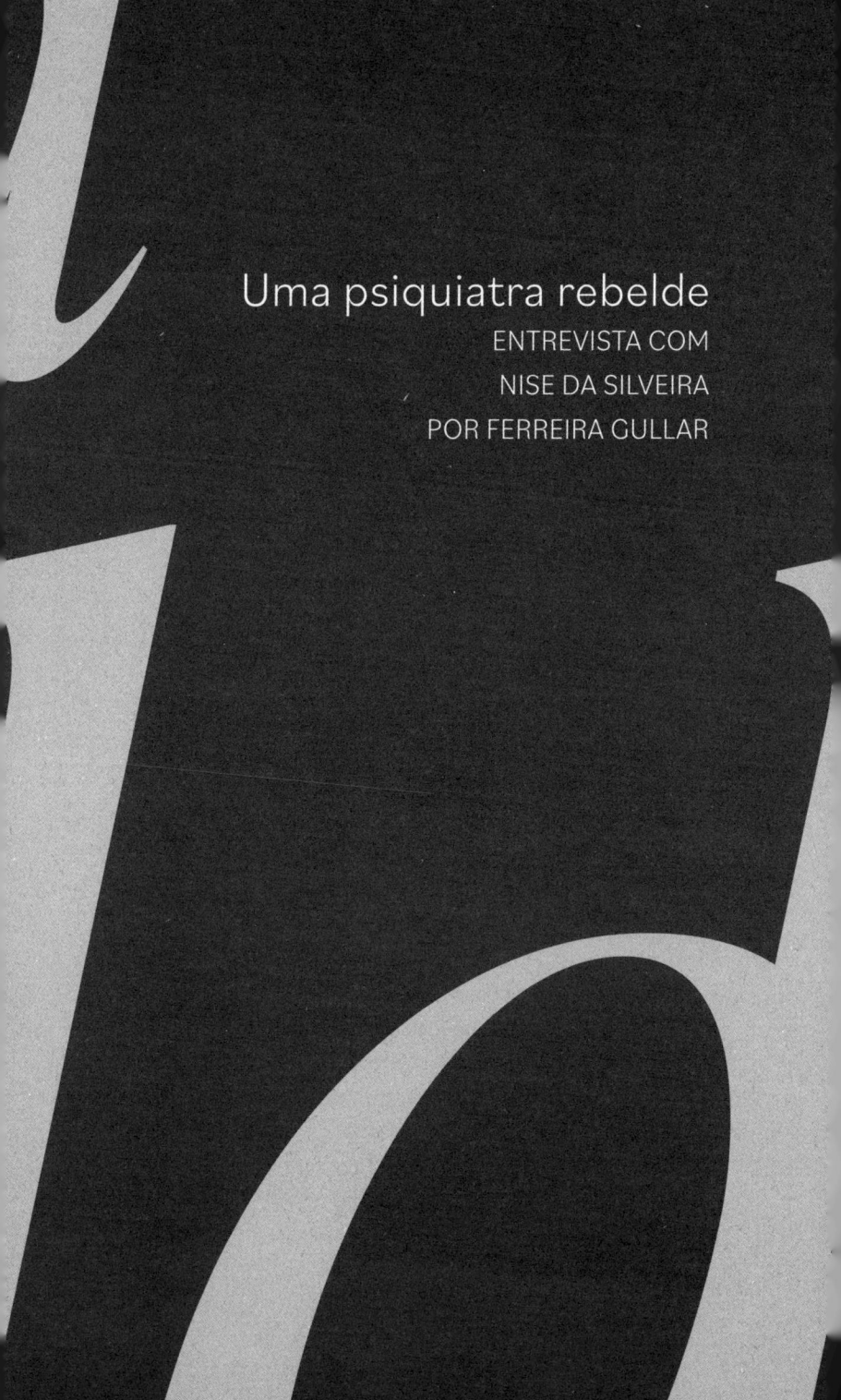

Uma psiquiatra rebelde
ENTREVISTA COM
NISE DA SILVEIRA
POR FERREIRA GULLAR

Esta entrevista foi realizada em três sessões, durante o mês de janeiro de 1996, na residência da doutora Nise da Silveira, à rua Marquês de Abrantes, 151.

GULLAR: Qual era o nome de seu pai?
NISE: Faustino Magalhães da Silveira. Um dos dez filhos da terrível dona Henriqueta.
GULLAR: Dona Henriqueta era a matriarca?
NISE: Era a matriarca. O meu avô, marido de dona Henriqueta, era uma pessoa muito doce, tão doce que não aguentou, e foi se estabelecer numa pequena casa comercial, onde também residia. Dessa casa tenho uma vaga ideia porque não íamos muito lá. Era em União dos Palmares. De modo que o Zumbi ficou sendo um ideal de infância. Meu pai era professor e também escrevia para o jornal do irmão dele, Luís Magalhães da Silveira.
GULLAR: Qual era o nome do jornal?
NISE: *Jornal de Alagoas*, que depois foi vendido para o [Assis] Chateaubriand.
GULLAR: Passou então a fazer parte da cadeia dos Diários Associados?

NISE: Sim, passou a fazer parte dos Diários Associados. Meu tio não tinha outro emprego, vivia do jornal.

GULLAR: O jornal que era de vez em quando empastelado?

NISE: Sim, eram brigas horríveis com o então governador de Alagoas, Euclides Malta. Meu pai, que era um homem cordato, também entrou na briga, mas por solidariedade ao irmão. E andava sempre armado de revólver. Ele me levava ao jornal e dizia: "Nise, pega o revólver pra mim". Minha mãe ficava apavorada, enrolava o revólver numa toalha, pra me proteger, como se bala de revólver não furasse toalha. Mas eu adorava ir ao jornal e especialmente ir à oficina ver o pessoal trabalhando, compondo os textos na mão, com aqueles tipos móveis de antigamente. Ficava fascinada com a habilidade deles. O cheiro da tinta de impressão me embriagava. Eu me metia ali e terminava sujando o vestido de tinta preta.

GULLAR: E aí, depois de vendido o jornal?

NISE: Meu tio pegou o dinheirinho pouco, que eu suponho, da venda do jornal e botou numa espécie de poupança – que se chamava Caixa, na época – para a filha Maria Luiza. Ele só tinha essa filha e queria resguardar-lhe o futuro, já que ela era uma moça frágil, de poucas habilidades. Dedicava-se principalmente em pintar paramentos para igrejas. Pôs na Caixa e disse: "Nesse dinheiro não se toca". Eu não gostava de tio Luís, embora procurasse conciliar com ele. Tio Luís procurava ser sempre desagradável. Meu pai dizia pra ele: "Meu mano, você cultiva a arte de ser desagradável". Porque meu pai era o contrário, cultivava a arte de ser agradável. Meu tio, depois que vendeu o jornal, ficou sem ter o que fazer e caiu em depressão, meteu-se na rede... Você sabe o que é rede?

GULLAR: Claro. Eu dormi em rede até os vinte anos.

NISE: Pois bem... Ele se meteu na rede, se fechava dentro com as varandas da rede, ficava ali enrolado. Minha tia chamava ele: "Venha almoçar". Meu tio saía dali, ia até a mesa, beliscava qualquer coisa e voltava, se fechava de novo. Até que um dia a filha dele, que era uma pessoa de aparência frágil, pegou nos punhos da rede, sacudiu e disse: "Meu pai, vamos montar um jornal?". Foi ouvir isso, ele pulou da rede como um boneco de mola e disse: "Mas como? O único dinheiro que temos é seu". Ela respondeu: "Pois é com esse dinheiro mesmo. E nós vamos ganhar mais dinheiro". Assim ele fundou outro jornal, que está agora nas mãos do [Fernando] Collor e que se chama: *Gazeta de Alagoas*. Depois de ouvir aquela decisão da filha, ele pegou o primeiro vapor e veio para o Rio (naquela época transporte aéreo era só para correspondência; gente viajava de navio). Chegando ao Rio, comprou uma linotipo e todo o material necessário para imprimir o jornal, que em breve estava sendo publicado e, como a Maria Luiza previra, começou a dar lucros.

GULLAR: Então o seu tio ganhou vida nova.

NISE: Claro. Voltou ao que era antes. Eu fui à chegada da linotipo a Maceió. Foi um acontecimento. Meu pai me levou para participar desse grande acontecimento. Depois esse jornal também foi vendido, mas não me lembro como a coisa se deu, porque nessa altura eu já estava numa outra etapa de minha vida. Entrara para um colégio de freiras francesas e passei a me interessar pela cultura francesa.

GULLAR: Como se chamava o colégio?

NISE: Colégio do Santíssimo Sacramento. As freiras eram todas francesas, exceto uma que era brasileira. Os livros eram todos em francês. Eu recitava o Evangelho em francês. Assim eu me enfronhei em coisas francesas.

GULLAR: E como se deu sua evolução intelectual até você se tornar socialista e terminar na prisão?

NISE: Bem, isso ainda vai demorar. O desejo de meus pais era que eu me tornasse pianista como minha mãe, uma pessoa extraordinária na virtuose e interpretação. Mas, para meu desespero, eu era desafinadíssima. Muitas vezes estando eu com os longos dedos estendidos sobre o teclado, olhar fixo no texto musical sobre a estante do piano, ouvia a minha mãe de longe, noutro andar da casa, dizer: "Nise, atenção com o sol sustenido".

Ou outras vezes, com o mi bemol. Meu ouvido não percebia as dissonâncias. Eu me desesperava.

Meu pai, além de participar da luta política ao lado do irmão – sem grande entusiasmo –, era também professor. Dava aulas de matemática em colégios particulares. No colégio do padre Machado e outros. Ele às vezes me levava para as aulas a fim de que eu me habituasse a conviver com rapazes. Também convidava rapazes, seus melhores alunos, para irem lá em casa estudar. Por falar nisso, outro dia recebi aqui a visita do general Uchôa Cavalcanti, que tinha sido brilhante aluno de meu pai. Nessa época, comecei a fazer o curso preparatório para a faculdade. Hoje esse tipo de curso não sei que nome tem, já mudou de nome muitas vezes.

GULLAR: É verdade. E parece que vai mudar de novo. No Brasil, tudo o que não é fundamental – como os nomes – muda com muita facilidade.

NISE: Me lembro que o curso compreendia doze matérias e era feito no Liceu Alagoano. Unicamente lá. Não era como hoje, que os alunos podem se preparar em colégios diferentes. Ainda me lembro do ponto que caiu pra mim no exame de formatura. Imagine você, um trecho d'*O Cid*, de Corneille.[1] O fiscal federal, que foi

---

1 *O Cid* é uma tragicomédia francesa escrita por Pierre Corneille em 1636, baseada na peça espanhola *Las Mocedades del Cid* de Guillén de Castro, que por sua vez se inspirou na lenda de El Cid. (N.E.)

para supervisionar o exame, teria comentado: "Como é que essa menina escreve francês tão bem?". Eu escrevia o francês corretamente por causa do colégio onde eu estudava, não era nada demais. Tendo sido aprovada nos exames, fui para a Bahia, estudar Medicina. Existia em Salvador uma escola de Medicina que tinha reconhecimento oficial. Também havia uma escola de Medicina no Recife, mas que não era oficializada. Por isso fui para a da Bahia. Mas surgiu um problema: eu ainda não tinha a idade mínima exigida para entrar para a Faculdade, que era 16 anos. Eu só tinha 15. Mas em Maceió tudo se arruma. E assim deram lá um jeito e eu entrei para a Faculdade com quinze anos como se tivesse dezesseis. Depois tive um trabalho danado para corrigir isso e voltar à idade certa. Eu era a única aluna mulher na Faculdade onde só estudavam homens. Cento e cinquenta e sete rapazes e uma moça, que era eu. Guardo ainda o retrato de nossa turma, onde apareço sozinha no meio deles.

GULLAR: Por que escolheu estudar Medicina?

NISE: Na verdade eu não tinha nenhuma vocação para a Medicina. Quando vejo sangue, fico tonta. Não podia nunca ser médica. Na verdade, a escolha se deu por influência desse grupo de rapazes, que estudavam com meu pai, e que iam todos cursar Medicina, na Bahia. Assim fomos em bando para Salvador.

GULLAR: Em que ano você se formou?

NISE: O curso era de seis anos. Eu me formei em 1926... Até aí eu era uma garota muito folgada. Tinha conta livre em livrarias, em casa de modas... Bobagens de filha única.

GULLAR: Seu pai era rico?

NISE: Não. Ele era despreocupado. Nunca pensou em comprar uma casa para a família. E quando minha mãe falava nisso, ele dizia: "Não, quando a Nise se formar a gente vai morar em Paris". (Risos)

GULLAR: Era um sonhador.

NISE: É, era um sonhador... Eu me formei e, um mês depois, meu pai morre. Em fevereiro de 1927, um dia antes de completar 47 anos.

GULLAR: Morreu jovem.

NISE: É... aí minha vida mudou.

GULLAR: Acabaram-se as mordomias.

NISE: (Risos) Acabaram-se as mordomias. Minha mãe foi morar com o pai dela e a irmã mais moça. E eu, então, que fui sempre uma natureza impetuosa, disse: "Eu não fico aqui". E adoidamente vendeu-se tudo da casa. Imagine que tínhamos dois pianos de cauda. Vendeu-se tudo, joias de minha mãe, tudo. Aí eu tomei um navio e me toquei para o Rio de Janeiro.

GULLAR: Sozinha?

NISE: Sim, sozinha. Chego aqui no Rio, vou para uma pensão no Catete. Bem, o dinheiro ia se esvaindo, eu tinha que trabalhar. É aí que começa a segunda etapa de minha vida.

GULLAR: Onde foi trabalhar?
NISE: Procurava trabalho, mas não encontrava. O trabalho que se oferecia era em casas de saúde e eu não me interessei.
GULLAR: E não podendo ver sangue...
NISE: Antes que o dinheiro acabasse, busquei no jornal um lugar mais barato para morar. Encontrei um em Santa Teresa, no Curvelo. Aí é que se formou "a trinca do Curvelo", de que fala Elvia Bezerra no livro que publicou recentemente.*
GULLAR: Qual era a trinca?
NISE: Manuel Bandeira, eu e o poeta Ribeiro Couto, que também era diplomata. Residia no andar abaixo do Bandeira a família de Zoila Teixeira, onde eu almoçava quase todos os dias. Pessoa boníssima. Quando fui presa, ela, com grandes riscos, levava toda semana comida para mim. Mas foi de Octávio Brandão que me aproximei mais e de sua mulher, Laura. Eles moravam, ali, com as três filhas, em paupérrimas condições. Eu discutia muito com Octávio. Ele estava no auge do entusiasmo pelo comunismo, havia entrado recentemente para o Partido Comunista, que tinha sido fundado por Astrojildo Pereira.
GULLAR: É. O Partido Comunista foi fundado por essa época, em 1922.
NISE: Eu e ele discutíamos sobre o Cristo, Nietzsche, sobre Tolstói... Em 1930, houve a revolução de

---

* *A trinca do curvelo,* Elvia Bezerra, Topbooks, 1995.

Getúlio e os comunistas, inclusive Brandão, foram presos e depois tiveram que ir embora. Octávio foi para a Alemanha e depois para a União Soviética, junto com a Laura, sua mulher, que era poetisa, e as filhas. Em Moscou Laura se tornou locutora de um programa de rádio dirigido ao Brasil. Mas, pela diferença de fuso horário, aqui tínhamos que ouvi-lo de madrugada. Ela um dia me disse uma coisa de que nunca me esqueci: "Você já reparou nas mãos do Minervino?". Eu respondi: "Não, por quê?". E ela: "As mãos dele são lindas"... Minervino era um comunista, marmorista de profissão. "Você precisa reparar nas mãos do Minervino, as mãos do marmorista." As mãos do Minervino eram cheias de marcas do trabalho... Aí eu aprendi a buscar a beleza nas coisas aparentemente feias. Em Moscou, Laura adoeceu e morreu, deixando o Octávio sem saber o que fazer com as três filhas, e sem falar russo. Terminou casando com uma irmã de Prestes.

GULLAR: Enquanto isso, aqui, o que acontecia com você? Conseguira emprego?

NISE: Não, mas passei a frequentar uma clínica de neurologia, do professor Antônio Austregésilo.

GULLAR: Que era professor de neurologia.

NISE: Sim, ele era catedrático de neurologia e tinha também uma clínica. Eu frequentava a clínica, não ganhava nada, mas aprendia. Ali trabalhavam os assistentes de Austregésilo: Colares Moreira, Costa Rodrigues e também muitos estudantes que queriam ganhar prática...

GULLAR: Que faziam estágio.

NISE: Eles queriam ser neurologistas, e eu me meti no meio deles e fiz amigos aí. Desse modo, eu estudei neurologia, fiz alguns trabalhos. Fiz um bom trabalho sobre afasia. Foi então que correu a notícia de que ia haver um concurso para médico psiquiatra. Eu lia sobre psiquiatria, pelo prazer de conhecer o assunto e até ganhei algum dinheiro fazendo teses para psiquiatras, a fim de conseguirem ingressar na carreira... Uma imoralidade horrível. (Risos) Escrevi uma tese muito boa que tive uma pena enorme de entregar ao médico que a tinha encomendado.

GULLAR: E o concurso, inscreveu-se nele?

NISE: Eu disse para mim: não posso me inscrever nesse concurso porque vai ser daqui a um mês e não terei tempo de me preparar. Mas o professor Austregésilo, que gostava muito de mim, foi lá e me inscreveu por decisão dele. "Você está inscrita e agora tem que fazer o concurso", me disse ele. O velho era assim. Eu fiz o concurso. Estudei como uma fera. Mas tem aí uma coisa muito importante: nesse período em que me preparei para o concurso, fui morar no hospício.

GULLAR: O hospício da Praia Vermelha?

NISE: Sim.

GULLAR: O antigo hospício onde ficou internado Lima Barreto?

NISE: É. Um dos fundadores desse hospital foi um homem a quem fazem uma grande injustiça chamado José Clemente Pereira, que foi ministro de Dom Pedro II. Era um homem sensível. Basta dizer que um dia mandou quatro instrumentos musicais para doentes do hospital de psiquiatria – uma rabeca, uma flauta, um clarinete e uma requinta –, dizendo: "Para os doentes a fim de que se distraiam ou talvez se curem". Eu lamento muito que não haja até hoje nenhum hospital com o nome dele. Mas havia no jardim do hospital da Praia Vermelha uma estátua de Pedro II e outra dele. Embora na época as estátuas dos imperadores e príncipes fossem sempre de tamanho maior que a de outras pessoas, neste caso Dom Pedro fez questão de que as duas estátuas tivessem o mesmo tamanho. Esse período no hospício me ensinou muito. Cursei várias "academias" na minha vida: a academia do luxo...

GULLAR: A academia da guerra do jornal...

NISE: Fiz a academia de Santa Teresa, no Curvelo, fiz a academia de neurologia e essa aí, do hospício... Assim me instalei naquele palácio, donde se tinha uma vista bonita do mar... Ficava ali onde hoje é esse clube de regatas...

GULLAR: O Iate Clube.

NISE: Isso mesmo... O subadministrador, que tomava conta do prédio, era uma pessoa de ótima qualidade. Ele pôs no meu quarto uma mesa, onde arrumei meus livros. Tinha ali de tudo, livros de medicina e de literatura. Tinha Proust... Lia muito nesse tempo Oscar Wilde, Anatole France...

GULLAR: Anatole estava em voga nessa época. Hoje parece que ninguém lembra dele.

NISE: Eu também passei a conviver então com estudantes de esquerda, os amigos que escolhi. Porque havia dois grupos: um, que era liderado pelo Tristão de Athayde...

GULLAR: Grupo dos católicos.

NISE: Sim, dos católicos e de algumas pessoas muito boas, muito corretas, como por exemplo Murilo Mendes.

GULLAR: Que também era católico. Um católico irreverente, mas era católico. Certa vez conversava comigo sobre uma questão política internacional, que envolvia as esquerdas. Defendia o entendimento dos católicos com as esquerdas, e afirmou que gostaria de dizer isso "nas barbas do Papa!". Nunca tinha ouvido um católico se referir ao Papa nesses termos.

NISE: O outro grupo, de esquerda, era liderado pelo Castro Rebelo, professor da Faculdade de Direito, que ficava ali no Catete... Um dia fui jantar com um amigo no restaurante Reis, no centro da cidade, na Almirante Barroso... Eram pratos enormes. Eu costumava comer metade de um frango com arroz, que custava 1.500 réis. Quem jantou comigo foi o Hyder Corrêa Lima, um cearense, que entendeu de me levar a uma conferência do Castro Rebelo, aquela noite, sobre Direito Marítimo. Eu disse que preferia ir ao cinema. Direito Marítimo não me interessava absolutamente. Mas ele insistiu tanto que eu terminei indo. O Castro Rebelo seria um grande ator, ele gesticulava, entonava a voz... Mostrou a influência do capitalismo sobre o Direito Marítimo de modo tão convincente que eu me bandeei para a esquerda em defesa do Direito Marítimo. (Risos) Assim fiquei ligada a esse grupo, constituído na maioria de nortistas, hostilizando o grupo do Tristão. Eu me tomei de ódio contra o Tristão de Athayde no dia em que encontrei o pintor Santa Rosa, que desenhava charges para *O Jornal*. Ele me contou que o Tristão conseguiu que o Chateaubriand o demitisse do jornal. Santa Rosa estava muito triste e revoltado, não só porque perdera o emprego, mas também por ter sido vítima de um ato de violência muito ordinário e covarde.

Eu me tomei de uma raiva nordestina, lampeônica, contra esse grupo e me integrei definitivamente no grupo do Direito Marítimo. (Risos)

GULLAR: É nessa época que passa a ler Marx e vai a algumas reuniões do Partido Comunista?

NISE: É. Em 1933 eu fiz o concurso para médico psiquiatra e fui aprovada. Alguns dos rapazes que estagiavam no hospital do Austregésilo também passaram no concurso. Aí eu comecei a trabalhar no hospital da Praia Vermelha. Uma enfermeira, que fazia a limpeza de meu quarto, viu sobre minha mesa uns livros socialistas e me denunciou à administração.

GULLAR: Em 1935 houve o levante militar e em consequência dele é que começaram essas prisões.

NISE: Eu ouvia do hospital o barulho dos tiros.

GULLAR: Sim, porque o levante se deu inicialmente ali na Praia Vermelha, próximo ao hospital.

NISE: Pois é. Eu não sabia que ia haver aquilo, não sabia de nada. Luís Carlos Prestes foi considerado o cabeça do levante, embora não aparecesse. Depois o prenderam.

GULLAR: Foi a chamada Intentona Comunista de 35.

NISE: Pois é, e eu assim fui metida nessa Intentona.

GULLAR: Sem saber de nada! (Risos) Quer dizer que a sua prisão foi determinada por essa denúncia de que possuía livros socialistas?

NISE: E assim aprendi outra lição, que desmentia o que afirmavam os livros de psiquiatria sobre os doentes mentais. Esses livros diziam que os esquizofrênicos eram indiferentes, sem afeto. Mas a doente que me levava o café toda manhã em meu quarto, quando soube de minha prisão, não ficou indiferente. Eu não entendia nada do que ela falava, mas ela estava entendendo o que se passava.

GULLAR: E qual foi a reação dela?

NISE: Pegou de murros a enfermeira que me havia denunciado.

Chegaram lá embaixo. O diretor do hospital, que era o Valdomiro Pires, mandou me chamar. Eu desci e ali fui presa. Fui levada para a Casa de Detenção, na rua Frei Caneca. No dia seguinte, de manhã, me transferiram para o pavilhão dos primários, onde estava instalada a famosa "sala quatro". Ali ficavam as mulheres prisioneiras.

GULLAR: Graciliano Ramos se refere a isso nas *Memórias do cárcere*. Estavam lá a Olga Benário, a Eneida, Carmen Ghioldi, Maria Werneck...

NISE: A Elisa Berger, na verdade Elise Ewert...

GULLAR: Ah, sim, mulher de Arthur Ewert ou Harry Berger, que foi torturado até enlouquecer.

NISE: Ela também foi muito torturada, sofreu muito. Foi muito queimada. A cama dela era junto da minha. Eu que sempre dormi bem, tinha bom sono, àquela hora acordava, não conseguia dormir.

GULLAR: Qual hora?

NISE: Na hora da tortura. Eles tinham uma hora certa para torturar. Vinham e a levavam. Depois, ela me mostrava as queimaduras nos seios... Eu ficava nervosíssima, vendo aquilo. Assim nasceu uma relação de amizade entre nós duas. Tanto que ela, pensando que eu sentia frio de noite, por ser eu magrinha, me cobria com o cobertor. Aquele cobertor de soldado, horrível, que me espetava a pele. Ela puxava o cobertor e me cobria até o pescoço, dizia: "Você pode ficar doente".

Lembra-se da Eneida?

GULLAR: Claro que me lembro, fui amigo dela.

NISE: Pois bem, Eneida tinha ficado doente e eu fui com ela para o Hospital Gaffrée e Guinle, na Tijuca. Eles nunca deixavam ir um preso só, quando ficava alguém doente. Aí eu fui escolhida para ir com Eneida. Minha vida melhorou muito no hospital. Era outro ambiente, outro clima, a comida melhor. Quando a Eneida curou, eles mandaram buscá-la de volta para a "sala quatro" e eu voltei para a enfermaria da Casa de Correção.

GULLAR: Como é que você se sentia ali, presa, sem motivo, porque tinha lido alguns livros socialistas... uma coisa kafkiana.

NISE: Pois é, era uma coisa kafkiana. Mas eu me sentia bem com aquela gente. Aprendi grandes lições. Na prisão havia também os presos comuns, que se dividiam em duas categorias, os ladrões e os chamados criminosos de sangue.

GULLAR: Os homicidas.

NISE: Os presos que tinham bom comportamento eram postos para ajudar no atendimento aos outros presos, principalmente os ladrões. Então havia um ladrão, chamado Nestor, que vinha com uma grande bandeja, uma lata de açúcar, canecas e café. Ele servia a gente. Um dia ele me deu uma lição. É que a lata de açúcar tinha sempre muita formiga dentro. Quando se abria a lata, elas saíam e se espalhavam pela bandeja. Eu então, num gesto estúpido, passei a mão afastando as formigas, o que certamente deve ter matado algumas, embora não fosse essa minha intenção. Aí eu senti um olhar duro em cima de mim. Era o olhar de Nestor. Ele me disse, em tom de repreensão: "Elas são viventes como nós".

Nunca mais esqueci essas palavras e sempre que me defronto com alguma baratinha ou outro bichinho qualquer me lembro dessa advertência de Nestor. Não mato bicho nenhum.

GULLAR: E como foi seu encontro com Graciliano Ramos? Ele conta nas *Memórias do cárcere* que ficou meio encabulado, se sentindo rude, sem jeito. Foi você quem pediu pra ele vir?

NISE: Não, foi Isnard Teixeira, que era médico e amigo meu, que quis me apresentar a ele. Depois eu e o Graciliano nos tornamos amigos. Depois de soltos, na livraria José Olympio, havia uma saleta onde ele se reunia com amigos para conversar quase toda tarde. Eu às vezes ia lá e, quando chegava, fosse quem fosse que estivesse sentado ao lado dele, se levantava para eu sentar.

GULLAR: E como foi libertada? Quanto tempo ficou presa?

NISE: Minha mãe foi informada de que eu podia ser solta uma vez que não havia nenhuma prova contra mim, nem processo, nem culpa formada. Então ela veio ao Rio na esperança de me soltar. O homem que era encarregado de meu processo disse a ela: "Sua filha não vai sair tão cedo da prisão. Se há duas pessoas que me têm dado muito trabalho na formação do processo é ela e o Francisco Mangabeira Filho. Eles parecem malucos, tomavam nota de tudo o que liam, e eu estou sendo obrigado pela lei a ler e analisar todas essas anotações. São folhas e folhas de anotações sobre marxismo, sobre literatura etc.".

GULLAR: E como finalmente saiu da prisão?

NISE: É que Getúlio Vargas convidou para ocupar o ministério da Justiça o Macedo Soares. Ele teria dito a Getúlio que não assumiria o Ministério havendo presos políticos sem condenação ou processo. Então mandou soltar os presos políticos que estavam nessa condição. Esse gesto ficou conhecido como a *macedada*.

GULLAR: Isso foi em que ano?

NISE: Acho que foi em 1944, quando fui readmitida no serviço público.

GULLAR: Quando ficou livre, voltou para o hospital da Praia Vermelha?

NISE: Voltei, mas não logo. Mais tarde voltei como médica psiquiatra. Mas houve dificuldades por causa de uma ordem que proibia a minha volta. Tratava-se na verdade de uma confusão, que foi desfeita e terminei voltando. E aí começa outra etapa de minha vida. Uma bela etapa de meu trabalho. Mas, como disse, não voltei logo para o hospital, pois correu um boato de que iam me prender de novo. Aí um primo meu me levou para a Bahia e me botou lá numa pensão. Não me sentia bem ali e via que não ia me aguentar lá por muito tempo. Então fui visitar as Mangabeira, parentas do Francisco Mangabeira Filho, meu companheiro de prisão, que a gente chamava de Chiquito. Elas moravam numa casa magnífica. Me acolheram muito bem. Antes eu tinha recebido na pensão um telegrama de meu advogado no Rio, Evaristo de Morais, o pai, que me pedia para voltar ao Rio, onde seria presa, mas solta em seguida. Ele me garantia isso. Eu, porém, não estava disposta a me deixar prender voluntariamente e não voltei. Pus as Mangabeira a par da situação e elas me disseram: "Não se preocupe, nós vamos esconder você num lugar onde eles não vão lhe achar".

GULLAR: E a esconderam onde?

NISE: Segredo. Lembro da data em que elas me esconderam, vinte e três de outubro. Fiquei num lugar no interior da Bahia, mas sob a condição de não mencionar isso para ninguém. Dei minha palavra de honra de nunca revelar isso.

GULLAR: Depois de lá...

NISE: Fui para Pernambuco, depois para Alagoas, estava livre como um passarinho.

GULLAR: Em 1945, Getúlio foi deposto e a ditadura acabou. Você estava onde?

NISE: Estava no Rio.

GULLAR: Foi então que assumiu seu lugar no hospital?

NISE: Assumi antes, em 1944. O diretor da Saúde Pública nessa época era Barros Barreto. Ele me ajudou a resolver os problemas e então retomei meu lugar de psiquiatra no Centro Psiquiátrico Nacional Pedro II, no Engenho de Dentro. E aí começou a minha outra briga, a briga com a psiquiatria, que é mais importante.

GULLAR: Como começou essa briga?

NISE: Durante esses anos todos que passei afastada, entrou em voga na psiquiatria uma série de tratamentos e medicamentos novos que antes não se usavam. Aquele miserável daquele português, Egas Moniz, que ganhou o prêmio Nobel, tinha inventado a lobotomia. Outras novidades eram o eletrochoque, o choque de insulina e o de cardiazol. Fui trabalhar numa enfermaria com um médico inteligente, mas que estava adaptado àquelas inovações. Então me disse: "A senhora vai aprender as novas técnicas de tratamento. Vamos começar pelo eletrochoque". Paramos diante da cama de um doente que estava ali para tomar eletrochoque. O psiquiatra apertou o botão e o homem entrou em convulsão. Ele então mandou levar aquele paciente para a enfermeira e pediu que trouxessem outro. Quando o novo paciente ficou pronto para a aplicação do choque, o médico me disse: "Aperte o botão". E eu respondi: "Não aperto". Aí começou a rebelde.

GULLAR: Começou a nova briga.

NISE: A nova briga foi horrível. Um dia apliquei choque de insulina em uma paciente e a mulher depois não acordava. Aflita, apliquei-lhe soro glicosado na veia e nada da mulher acordar. Tentei de novo, até que consegui. Aí disse: "Nunca mais". Fui falar com o diretor-geral do Centro Psiquiátrico Nacional, que se chamava Paulo Elejalde, um homem inteligente, que gostava de ler, tinha uma biblioteca muito boa, até me emprestou livros. "O que eu vou fazer com você?" ele me disse. "Não tenho onde botar você. Todas as enfermarias seguem a linha desses medicamentos novos. Fora disso, só há a Terapêutica Ocupacional, que é para serventes."

GULLAR: Como para serventes? Quem tomava conta eram serventes?

NISE: Sim, não havia médicos ali. Os serventes limpavam, arrumavam. Talvez houvesse um capataz qualquer que tomava conta. Eu disse: "Eu quero ir pra lá. Mas vou fazer de lá outra coisa". Ele concordou, e disse que eu podia usar como quisesse a pequena verba destinada ao setor. Então fui pra lá e abri a primeira sala: a sala de costura. Vieram outras pacientes para trabalhar na sala, mas não havia onde sentar. Eu disse: "Sentem no chão". Uma delas até era parente de José de Alencar. Foi pro chão.

GULLAR: Como era esse serviço antes?

NISE: Os doentes eram usados para varrer, limpar os vasos sanitários, servir os outros doentes.

GULLAR: Sei, não se ocupavam de atividades que lhes permitissem se exprimir, criar.

NISE: Não. A inovação consistiu exatamente em abrir para eles o caminho da expressão, da criatividade, da emoção de lidar com os diferentes materiais de trabalho.

GULLAR: Aí criou a sala de modelagem, a de pintura...

NISE: Trabalhava na administração do hospital um rapaz chamado Almir Mavignier, que era um péssimo funcionário burocrático, totalmente inadaptado. Como era estudante de pintura, pediu ao diretor para ir trabalhar comigo na sala de pintura. Chegou, viu os quadros que os doentes tinham pintado e se surpreendeu. Trouxe Mário Pedrosa pra ver, e este ficou estupefato. No dia seguinte, trouxe nada mais nada menos que o primeiro diretor do Museu de Arte Moderna de São Paulo (MAM), um francês chamado Léon Degand, que se encontrava no Rio naquela ocasião. Ele se deslumbrou.

GULLAR: Isso foi quando, em 1949?

NISE: Exatamente em 1949. Ele sugeriu então fazermos uma exposição daquelas obras no MAM de São Paulo. E fez uma coisa fora da lei.

GULLAR: O quê? Levar os quadros?

NISE: Não, pediu que eu escrevesse a apresentação da exposição. Eu ocupava uma função subalterna. Aceitei, mas fiquei assustadíssima de ter que escrever aquela apresentação.

GULLAR: Naquela altura, você ainda não tinha nenhuma formulação teórica sobre a terapêutica ocupacional, tinha?

NISE: Tinha. Apaixonei-me pelo serviço de terapêutica ocupacional de uma cidade alemã onde existia um hospital de crianças. Lá não havia doente algum ocioso. Todo mundo trabalhava em atividades diferentes. Fui para a Alemanha conhecer esse trabalho. Além disso, eu lia muito. Sempre fui rata de biblioteca. Lia sobre psicologia e me apaixonei perdidamente pela psicologia junguiana. Eu acabara de comprar um livro de Jung, *Psichology and Alchemy*,[3] quando me encontrei com Bandeira de Mello, que também se interessava por Jung, e lia muito bem inglês. Propus a ele que criássemos um grupo de estudos de Jung, e ele topou. Formamos o grupo – eram só quatro pessoas – e então escrevi uma carta a Jung. Os freudianos, que se opunham aos junguianos, diziam que eu punha os doentes para fazer garatujas. Mas muitos doentes pintavam formas circulares. Mandei fotografias dessas imagens para Jung, perguntando se eram mandalas. Sua secretária me respondeu que ele agradecia as belas mandalas que lhe havia enviado, começando daí meu relacionamento com a psicologia junguiana.

GULLAR: Vamos falar de sua experiência com os bichos lá no Centro Psiquiátrico?

NISE: Vamos. Bicho é comigo... Mas, antes, quero falar de uma quadra de esportes... Naquele tempo havia intercâmbio que permitia estudantes de um país ir fazer estágio em outro. Então, veio para o CPN um estudante estrangeiro que me ajudou muito, chamado Pierre Le Gallais. Ele ficou um tempo a serviço de Maurício de Medeiros, diretor do CPN, mas circulava por todo o hospital. Quando conheceu o nosso trabalho, que estava

---

3   *Psicologia e alquimia*, Coleção Obras completas de Carl Gustav Jung, v. XII, Vozes, 2018.

começando na STOR, e que não tinha nada dos tratamentos em voga àquela época, ele se encantou. Pediu ao Medeiros para ser transferido para o meu setor, onde se estudavam coisas como o espaço e o tempo na esquizofrenia, coisas que ele só tinha visto na Europa. Foi então que tive mais uma de minhas loucuras. Sabendo que ele tinha sido campeão olímpico na França, lhe perguntei: "Pierre, você sabe as dimensões exatas de uma quadra de vôlei?". Ele disse: "Claro que sei". E eu: "Então, vai fazer a quadra". Jamais um funcionário do hospital pegaria numa pá. Ele não teve a menor dúvida. Pegou uma pá e começou a trabalhar. Quando os funcionários viram um médico fazer isso, vários aderiram. E foi durante essas escavações que foi encontrada a histórica cadelinha Caralâmpia, que tinha sido rejeitada pelos donos. Botei nela o nome de Caralâmpia, que também era um apelido meu, e entreguei a cachorrinha para um doente, o Alfredo, tomar conta. E ele tomou conta tão bem dela que se curou. E eu então peguei-o pelo braço e o levei ao diretor: "Está aqui uma pessoa erradamente internada como doente e que deve ser nomeada monitor". E assim ele, de doente passou a monitor de encadernação, graças ao tratamento de Caralâmpia.

GULLAR: E a quadra de vôlei, ficou pronta?

NISE: Ficou. Formamos uma equipe de vôlei e chegamos a desafiar a equipe da Escola de Educação Física.

GULLAR: E houve o embate? (Risos)

NISE: E naturalmente os rapazes da Escola de Educação Física perderam.

GULLAR: Perderam?! (Risos)

NISE: Facilitaram, jogando com doidos... A plateia foi a mais seleta, como se diz no soçaite. O Pierre convidou até o adido cultural da França. Um estouro! Ainda houve outras partidas, até que eu viajei para o exterior em 1957, com uma bolsa do CNPq,[4] a fim de participar do II Congresso Mundial de Psiquiatria, em Zurique, onde fiz excelentes contatos. Hoje, a quadra serve como estacionamento de automóveis.

GULLAR: E depois de Caralâmpia?

NISE: Sempre apareciam outros animais que tinham sido rejeitados pelos donos... e nós fomos adotando esses animais. Mas eu não tinha uma pessoa que se ocupasse especialmente deles. O pessoal da cozinha dava comida, outros enxotavam... Foi quando surgiu uma monitora, chamada Nazareth, que se ofereceu para tomar conta deles. Mas alguns médicos, que se opunham à presença dos bichos ali, fizeram uma denúncia ao Instituto de Veterinária, para que os cães fossem expulsos.

---

[4] Conselho Nacional de Desenvolvimento Científico e Tecnológico, que hoje ainda mantém a sigla para o nome de então, Conselho Nacional de Pesquisas. (N.E.)

GULLAR: Eles alegavam que os cães sujavam o hospital e com isso provocariam doenças nos internados?

NISE: Resolvi estudar o assunto mais a fundo. Descobri um norte-americano, Boris Levinson, professor universitário, que trabalhava com crianças e cães. Ele dera aos bichos que ajudavam no tratamento o título de coterapeutas. Um estudo comparativo realizado num hospital norte-americano entre duas enfermarias idênticas, exceto pelo fato de que uma delas usava animais de estimação, demonstrou estatisticamente que o nível de medicação foi o dobro na enfermaria onde não havia animais, o mesmo acontecendo com o nível de violência e tentativas de suicídio. Eu aí tratei de me aproximar mais do professor norte-americano. Foi quando mataram um cachorro que era meu coterapeuta e estava ligado a um doente. O professor escreveu: "Cortaram a única *line-life* que ele tinha com o mundo". O pessoal aqui ficou indignado porque americano eles respeitam...

GULLAR: Mataram muitos cães?

NISE: Verdadeira matança. Espalhavam "bolas" – comida com veneno – por ali, os bichos comiam e morriam. Num só dia, morreram nove. Nazareth, que era de origem portuguesa, de temperamento espalhafatoso, reagiu. Gritava horrores contra os assassinos, e eu dei força a ela.

GULLAR: Foi ela que, mais tarde, levou os cachorros para sua própria casa?

NISE: Isso foi por ocasião da minha aposentadoria. Disse a ela que, com a minha ausência, os animais não podiam ficar ali. Por isso tinha falado com a Lia Cavalcanti, para que ela os acolhesse em seu sítio. Lia Cavalcanti é, na minha opinião, a mulher mais inteligente do Brasil. Ela mostra como o sofrimento infligido aos animais se assemelha ao sofrimento infligido aos seres humanos nos CTI...

GULLAR: Mas voltando à Nazareth.

NISE: Quando eu disse a ela que ia entregar os cães à Lia, ela discordou drasticamente e os levou para sua própria casa. Pra você ver quem era a Nazareth, basta dizer que ela mandou arrancar os tacos de madeira do assoalho da casa e pôs cerâmica, porque a madeira absorve a urina dos animais e guarda o cheiro. Já o piso de cerâmica, você lava e pronto. Mais tarde ela adoeceu gravemente e morreu. Os parentes abriram as portas da casa e soltaram os bichos na rua. Uma maldade, porque se nos tivessem avisado nós os teríamos levado para o hospital ou entregue a Lia Cavalcanti.

GULLAR: É verdade que houve um diretor do CPN para quem as obras do MII não eram pintadas pelos doentes?

NISE: Houve sim, o doutor Carvalho. Ele dizia que eu levava, de noite, às escondidas, quadros de Di Cavalcanti, Portinari e outros artistas para o museu e dizia que eram pintados pelos internos. (Risos)

GULLAR: Inacreditável.

NISE: Pra você ver. Ele tentou proibir uma exposição que organizamos em homenagem a Carlos Pertuis, que havia morrido há pouco. Mas nós ligamos para nossos amigos, artistas, intelectuais, jornalistas, críticos, e essa gente toda ao chegar para o *vernissage* encontrou a porta fechada. Temendo o escândalo, ele mandou abrir a exposição.

GULLAR: O que ele pretendia com isso?

NISE: Evitar que o nosso trabalho, rebelde às normas estabelecidas, ganhasse projeção e prestígio. Muitos funcionários do hospital, e sobretudo médicos, diziam-me pessoalmente e mesmo em assembleias: "Se vocês se queixam da falta de recursos para material da TO, por que não vendem esses quadros que tantos apreciam?". Incompreensão total. Se fossem vendidas as pinturas, esculturas e outros objetos, não existiria museu algum. Dá pra entender? Seriam dispersadas as formas reveladoras do interior da psique, isto é, o material que verdadeiramente interessa à psiquiatria.

GULLAR: Falemos do seu livro *Cartas a Spinoza*.* Esse filósofo a impressionou quando ainda era adolescente. O que a atraiu em Spinoza e que se manteve até hoje?

NISE: A intuição da totalidade.

---

* *Cartas a Spinoza*, Editora Francisco Alves, 1995.

GULLAR: Você se considera materialista?

NISE: Eu fui, mas tomei conhecimento de tantas coisas que acontecem no mundo... sem explicação... Para continuar materialista, teria que ser por teimosia.

GULLAR: Como definiria a loucura?

NISE: Nesse mesmo livro, cito uma frase que Spinoza me disse num sonho: "A loucura é a pior forma de escravidão humana". Concordo com isso.

GULLAR: Outra definição da loucura que você usa com frequência é a de Antonin Artaud: "Os inumeráveis estados do ser".

NISE: Encontrei essa frase de Artaud num número da revista *Cahiers d'Art*. A frase é a seguinte: "O ser tem estados inumeráveis e cada vez mais perigosos". Pensei até em substituir a palavra esquizofrenia pela expressão "os inumeráveis estados do ser", porque a psiquiatria descritiva não dispõe de descrição tão exata para transmitir a dramaticidade das estranhas vivências do esquizofrênico.

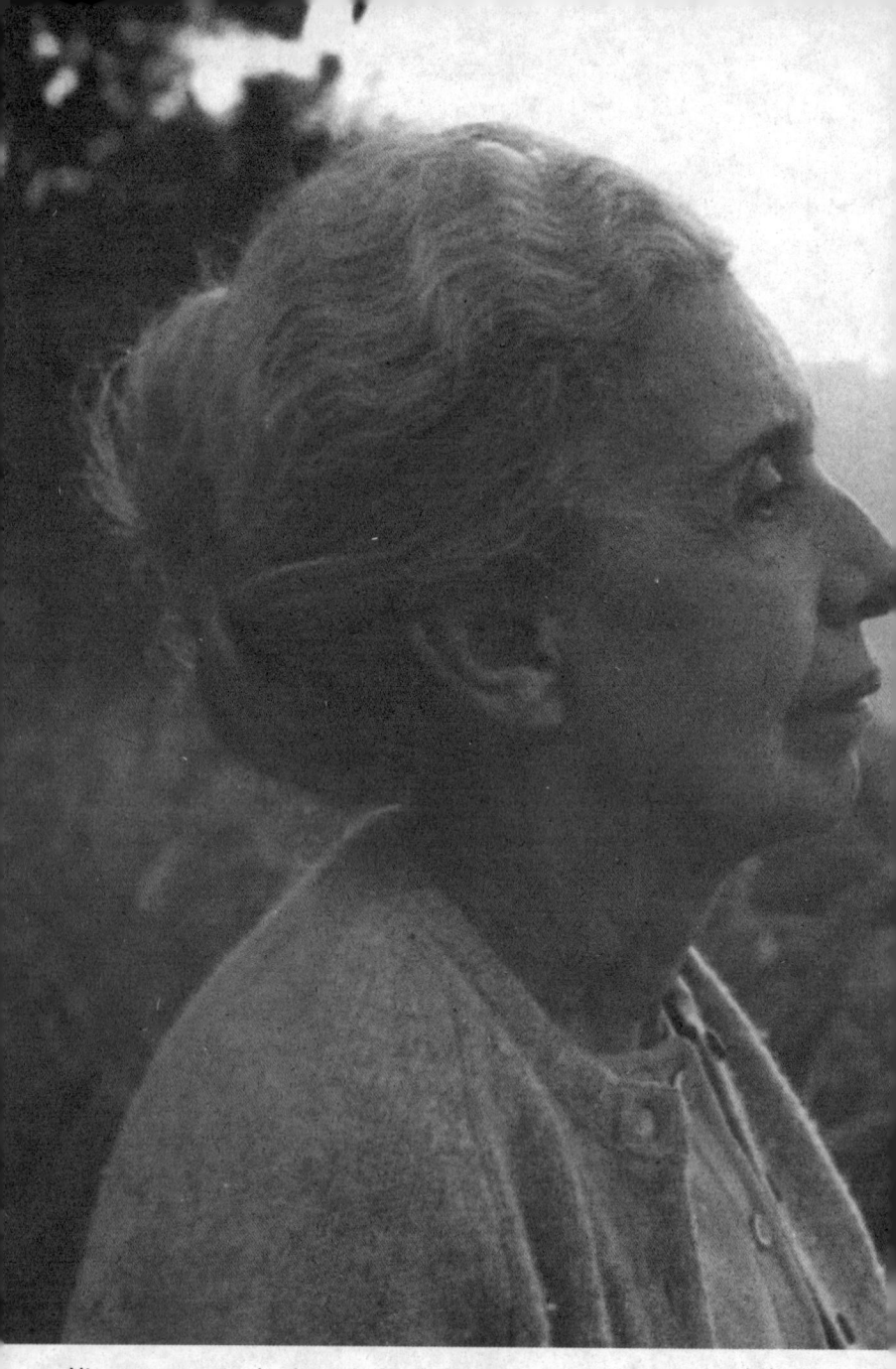

Nise no mosteiro budista de Santa Teresa,
no Rio de Janeiro (RJ). Década de 1960.

Crédito: Arquivo Nise da Silveira – Sociedade Amigos do Museu de
Imagens do Inconsciente, Rio de Janeiro.

Para Philippe
com muita amizade
[signature]
1984

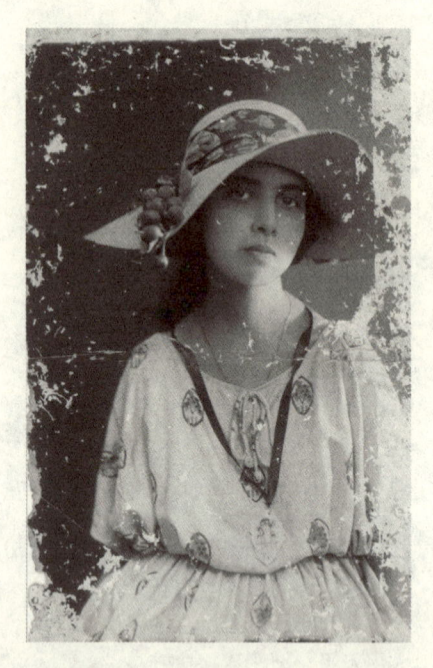

Nise, aos 15 anos, em Maceió (AL). Década de 1920.

Crédito: Arquivo Nise da Silveira – Sociedade Amigos do Museu de Imagens do Inconsciente, Rio de Janeiro.

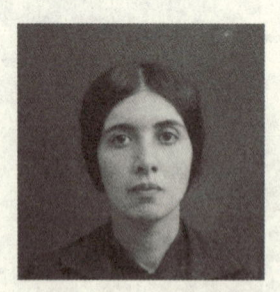

Nise, aos 29 anos.

Crédito: Arquivo Nise da Silveira – Sociedade Amigos do Museu de Imagens do Inconsciente, Rio de Janeiro.

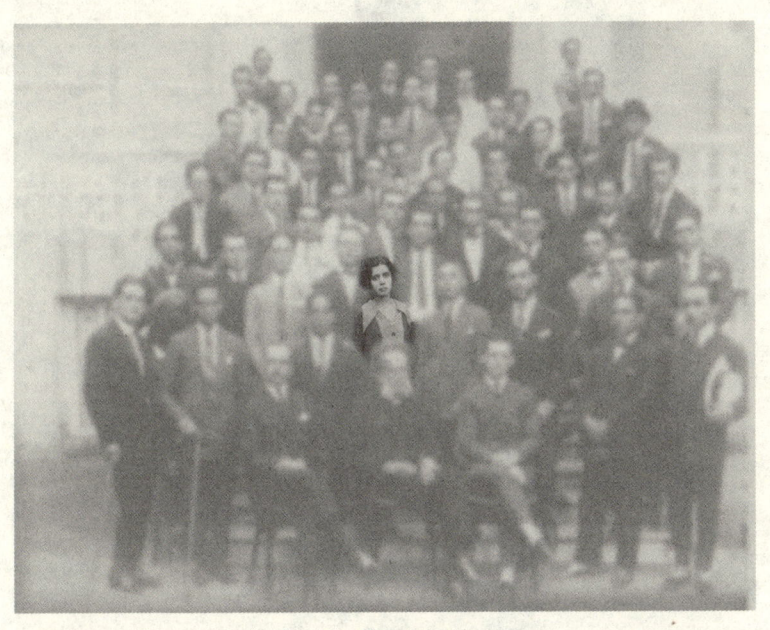

Formatura da turma de Nise da Faculdade
de Medicina da Bahia, em 1926, em Salvador (BA).

Crédito: Arquivo Nise da Silveira – Sociedade Amigos do
Museu de Imagens do Inconsciente, Rio de Janeiro.

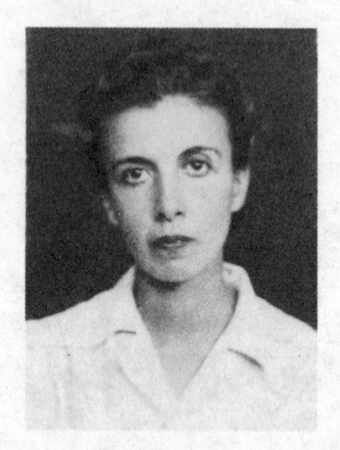

Nise, aos 35 anos.

Crédito: Arquivo Nise da Silveira – Sociedade Amigos do Museu de Imagens do Inconsciente, Rio de Janeiro.

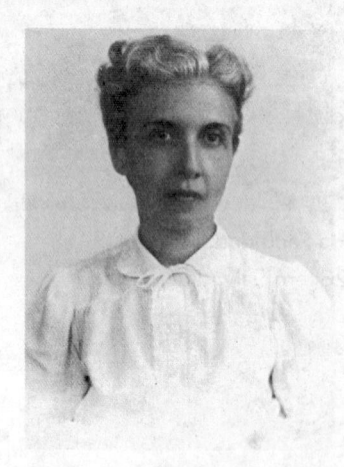

Nise, aos 45 anos.

Crédito: Arquivo Nise da Silveira – Sociedade Amigos do Museu de Imagens do Inconsciente, Rio de Janeiro.

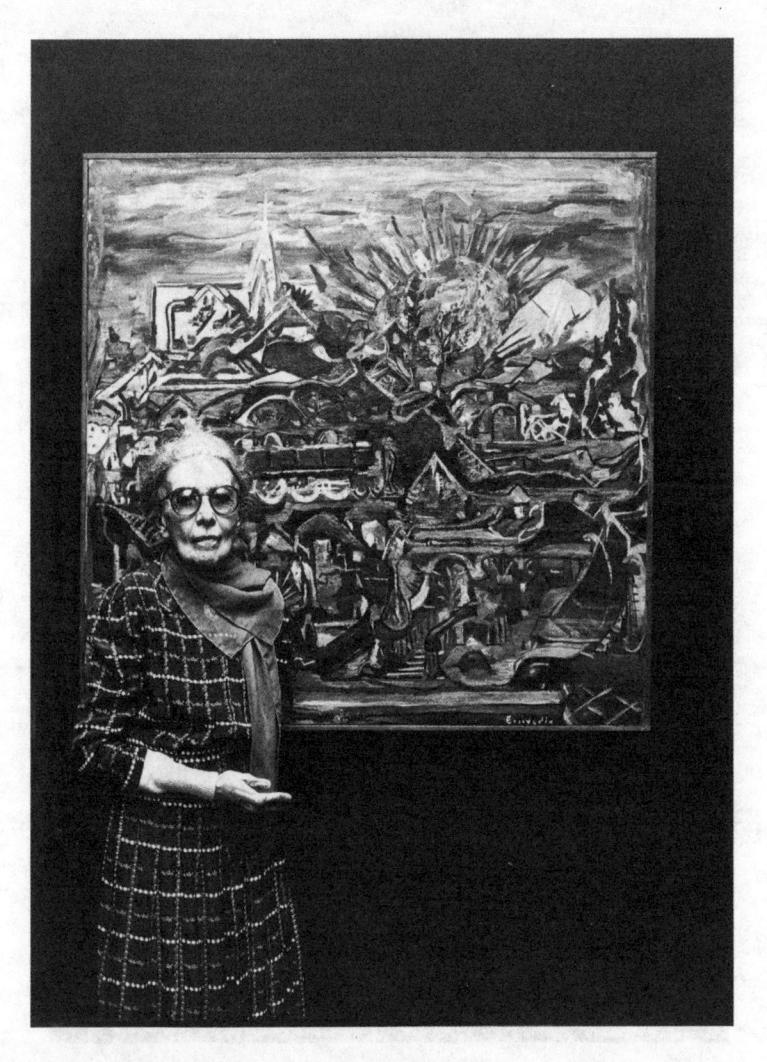

Nise ao lado do quadro da obra *Universal*,
de Emygdio de Barros, 1948. Óleo sobre tela.

Crédito: Sergio Berezovsky/Arquivo Nise da Silveira – Sociedade Amigos do Museu de Imagens do Inconsciente, Rio de Janeiro.

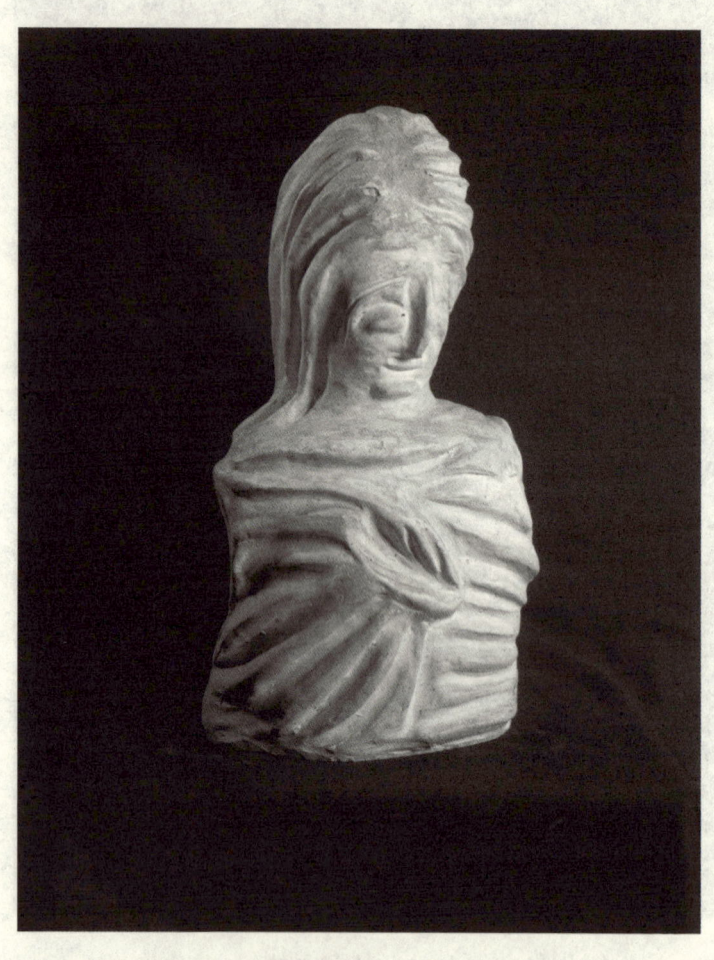

Obra de Adelina Gomes, uma das pacientes de Nise. *Sem título*, década de 1950. Modelagem em barro transposta para gesso, 52 x 26,5 x 24 cm.

Crédito: Acervo Museu de Imagens do Inconsciente, Rio de Janeiro.

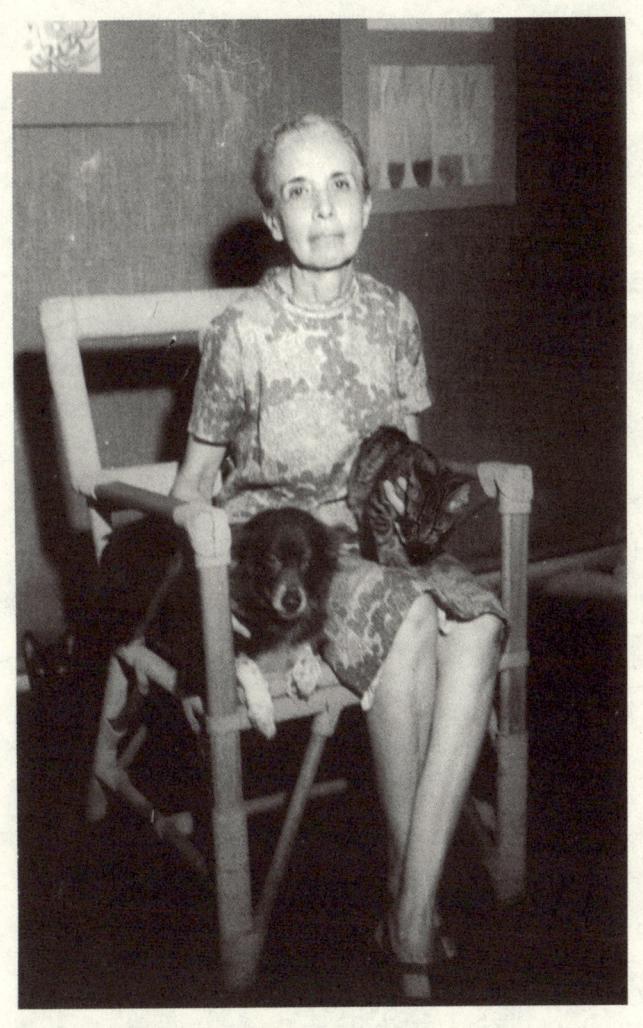

Nise, a cachorra Caralâmpia e um gato.

Crédito: Arquivo Nise da Silveira – Sociedade Amigos do Museu de Imagens do Inconsciente, Rio de Janeiro.

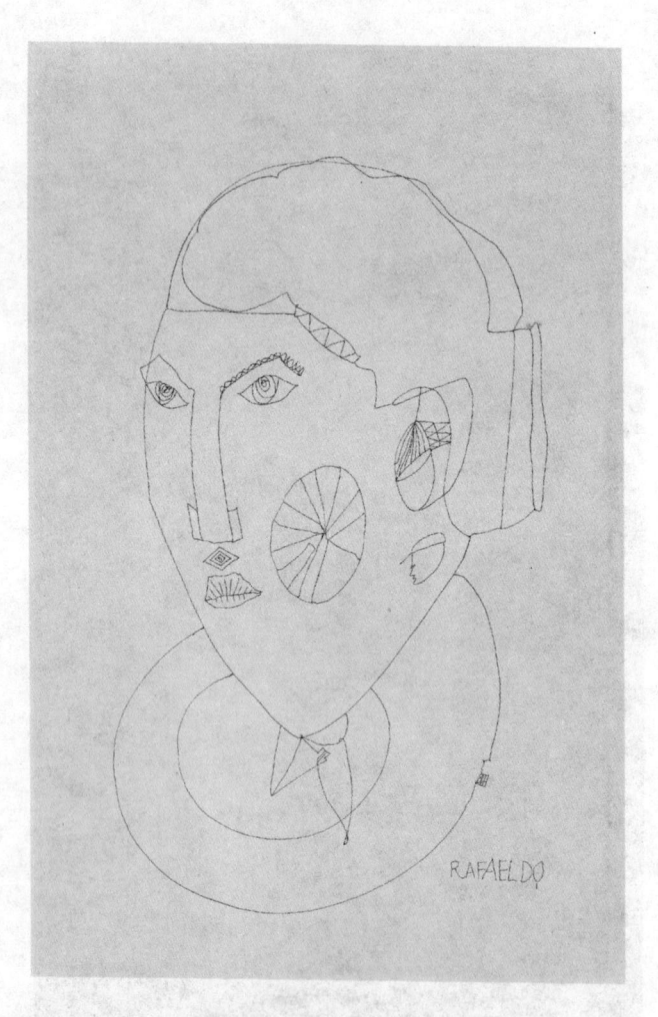

Obra de Raphael Domingues, um dos pacientes mais lembrados de Nise. *Sem título*, 1948. Nanquim, bico de pena sobre papel, 48,0 x 31,7 cm.

Crédito: Acervo Museu de Imagens do Inconsciente, Rio de Janeiro.

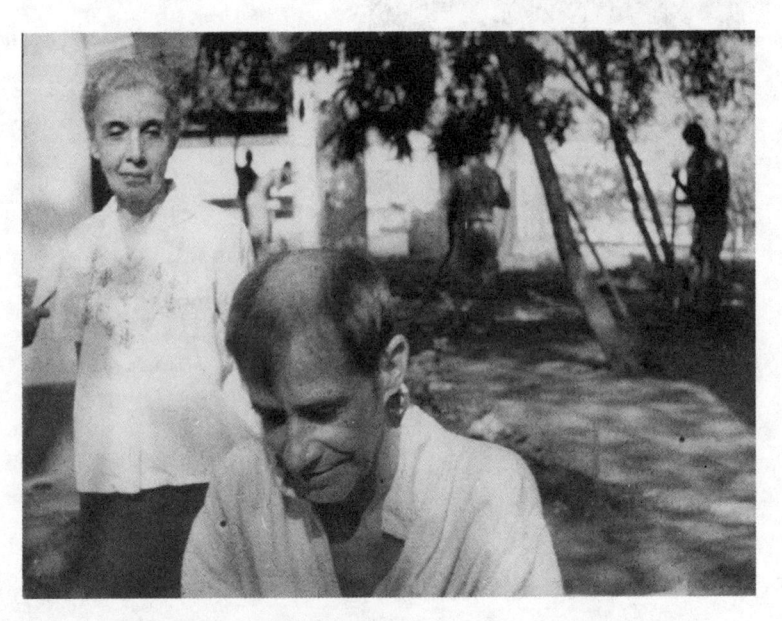

Nise e Raphael Domingues no jardim do Hospital, final da década de 1960.

Crédito: Arquivo Nise da Silveira – Sociedade Amigos do Museu de Imagens do Inconsciente, Rio de Janeiro.

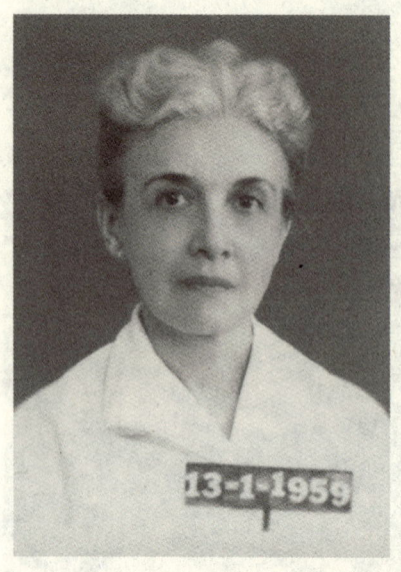

Nise, aos 53 anos.

Crédito: Arquivo Nise da Silveira – Sociedade Amigos do Museu de Imagens do Inconsciente, Rio de Janeiro.

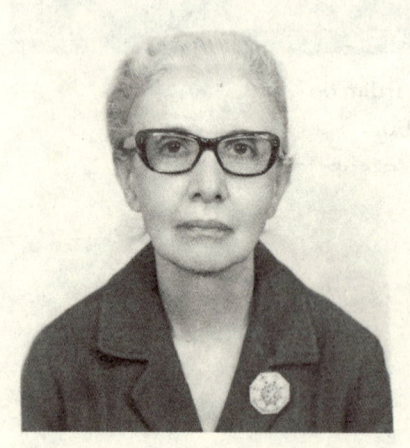

Nise, aos 65 anos.

Crédito: Arquivo Nise da Silveira – Sociedade Amigos do Museu de Imagens do Inconsciente, Rio de Janeiro.

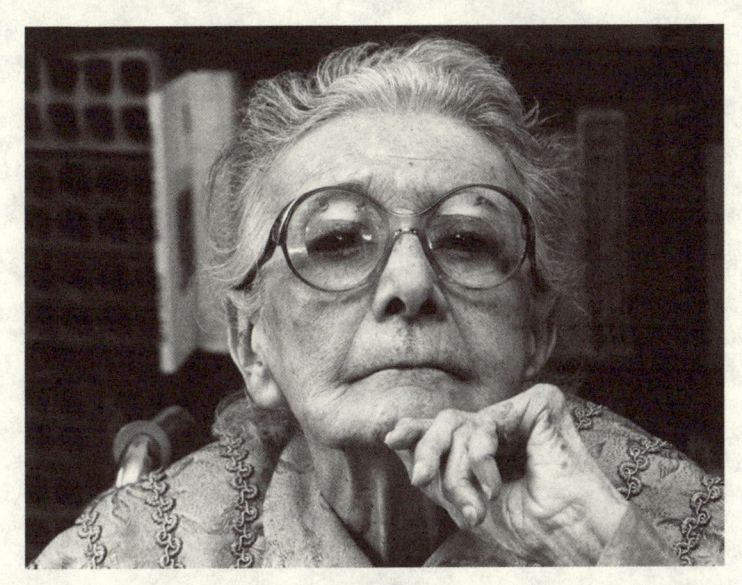

Nise da Silveira, década de 1990.

Crédito: Lucia Helena Zaremba.

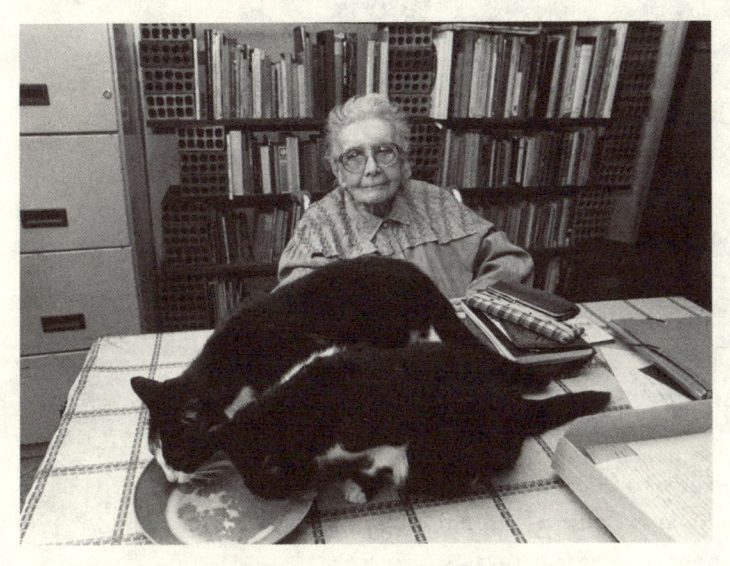

Nise e alguns de seus gatos.

Crédito: Lucia Helena Zaremba.

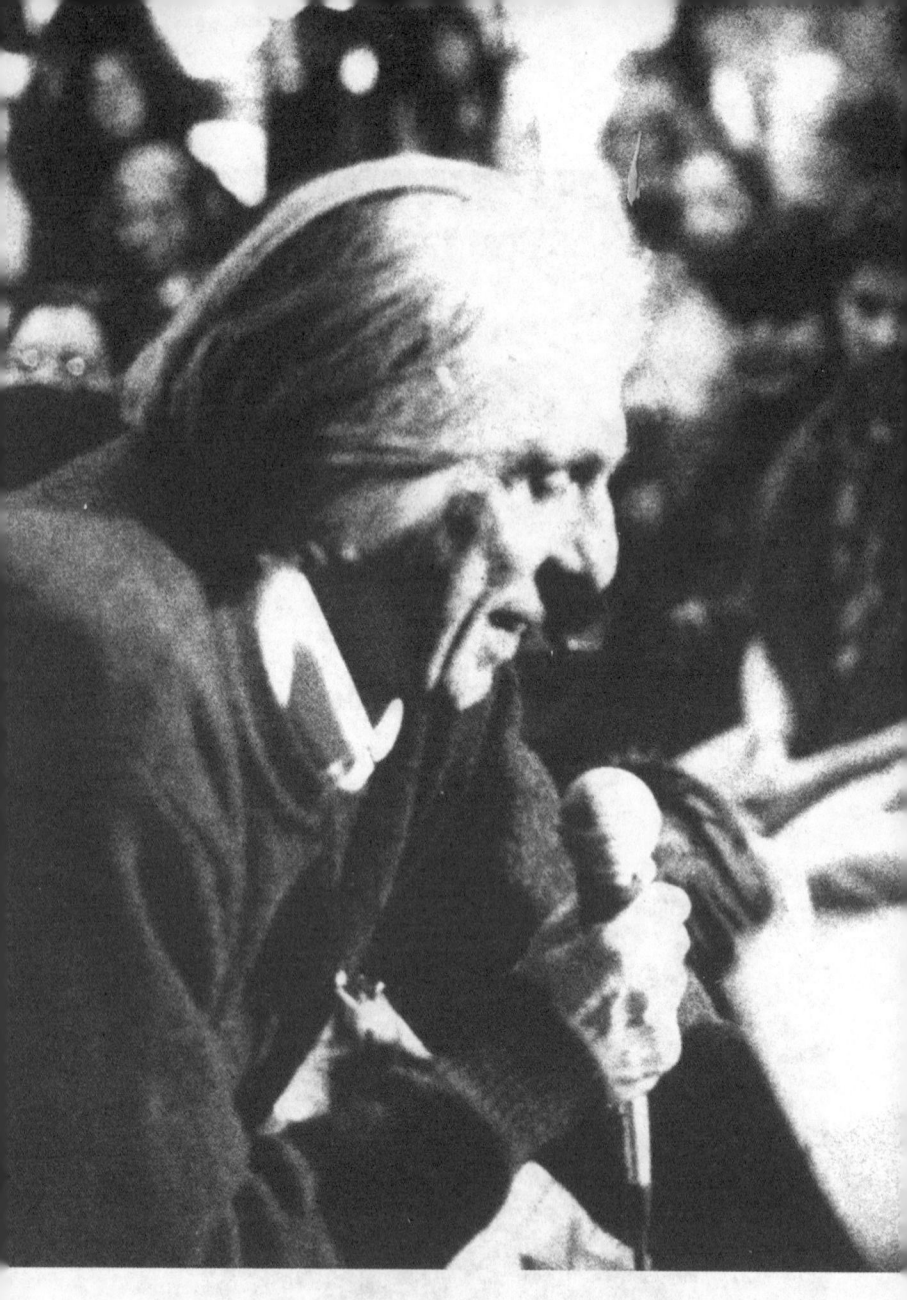

Ferreira Gullar entrega título de *Honoris Causa* a Nise, em 1988.

Crédito: Arquivo Nise da Silveira – Sociedade Amigos do Museu de Imagens do Inconsciente, Rio de Janeiro.

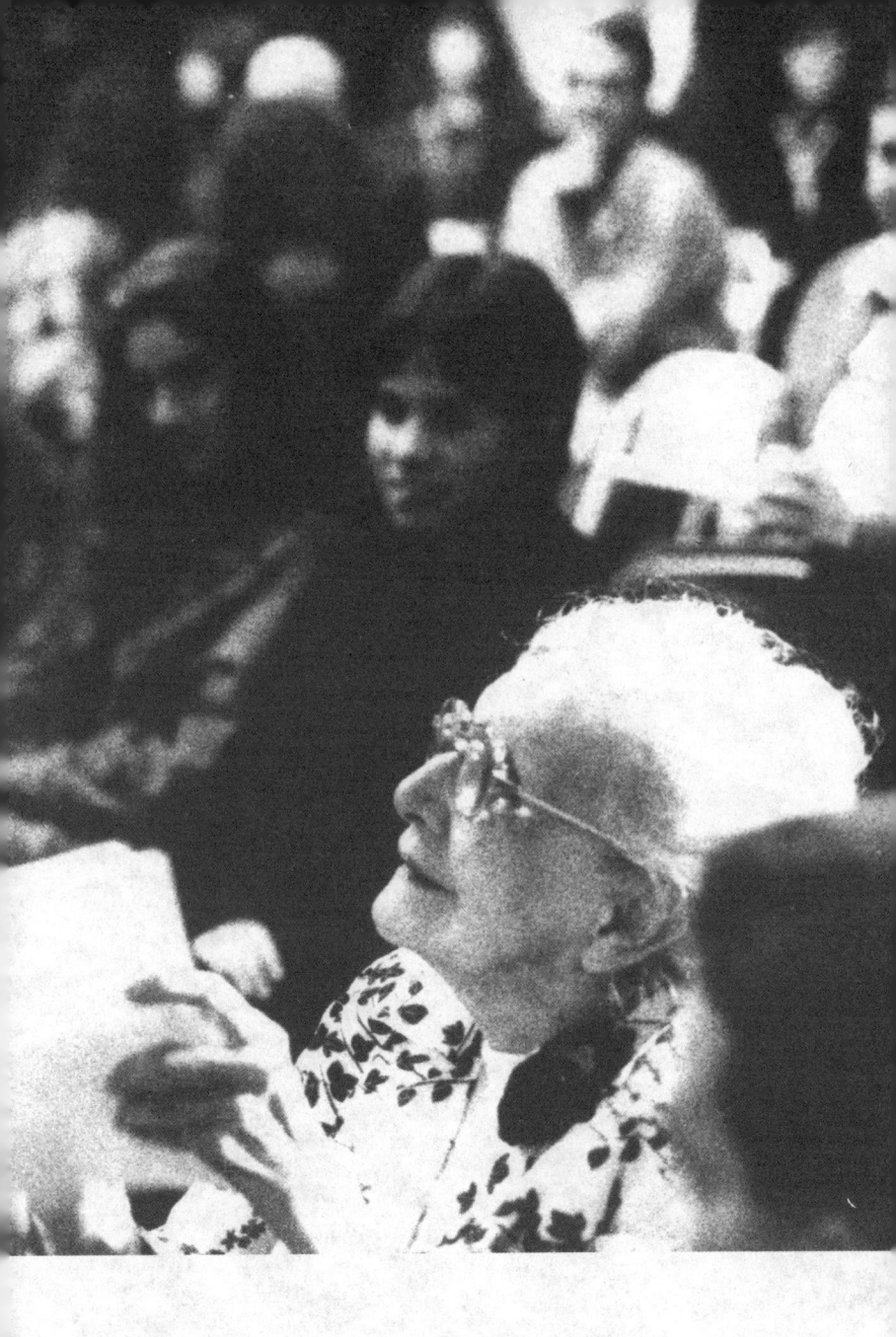

rès
ext
se

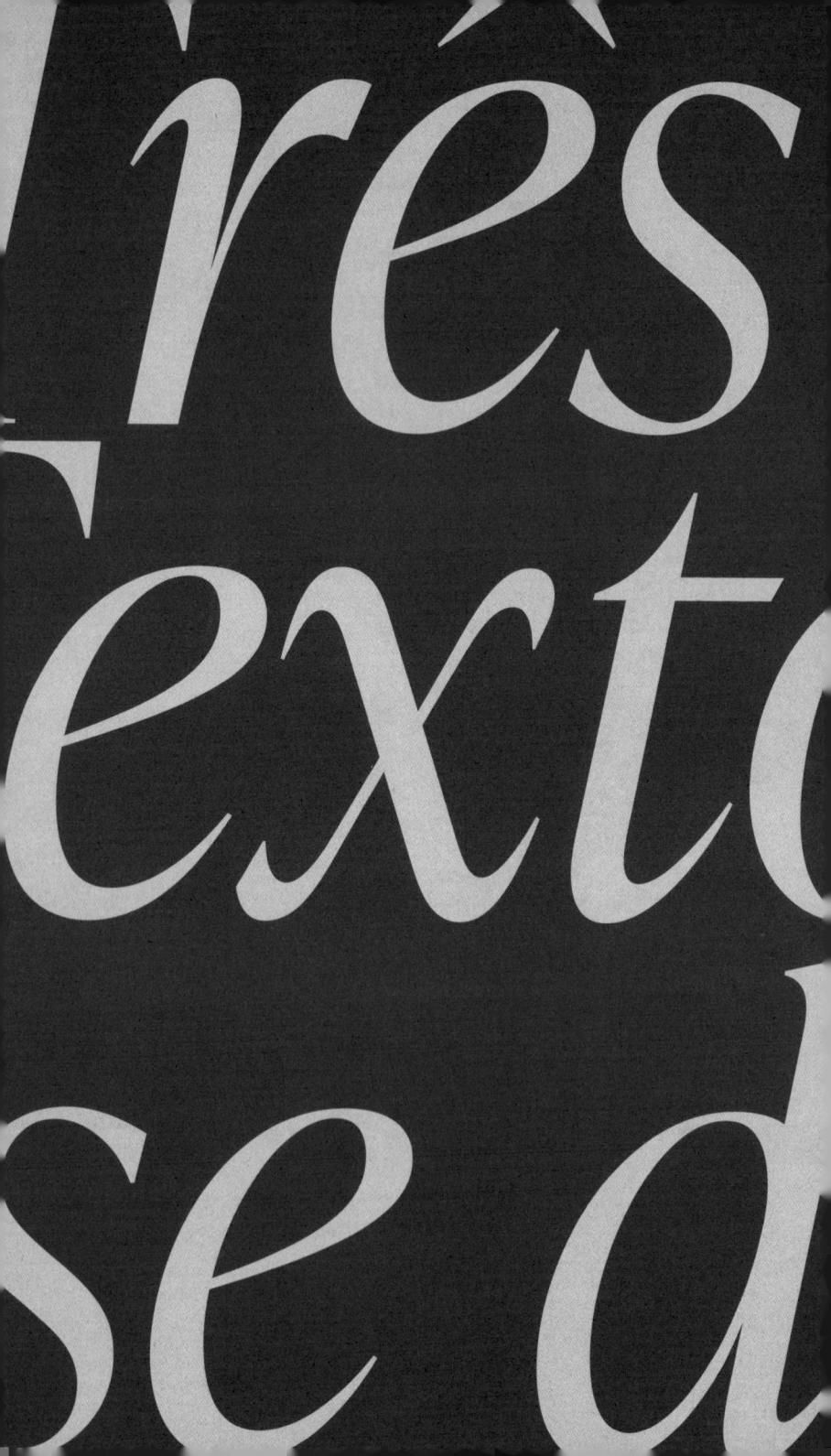

Três textos de Nise da Silveira

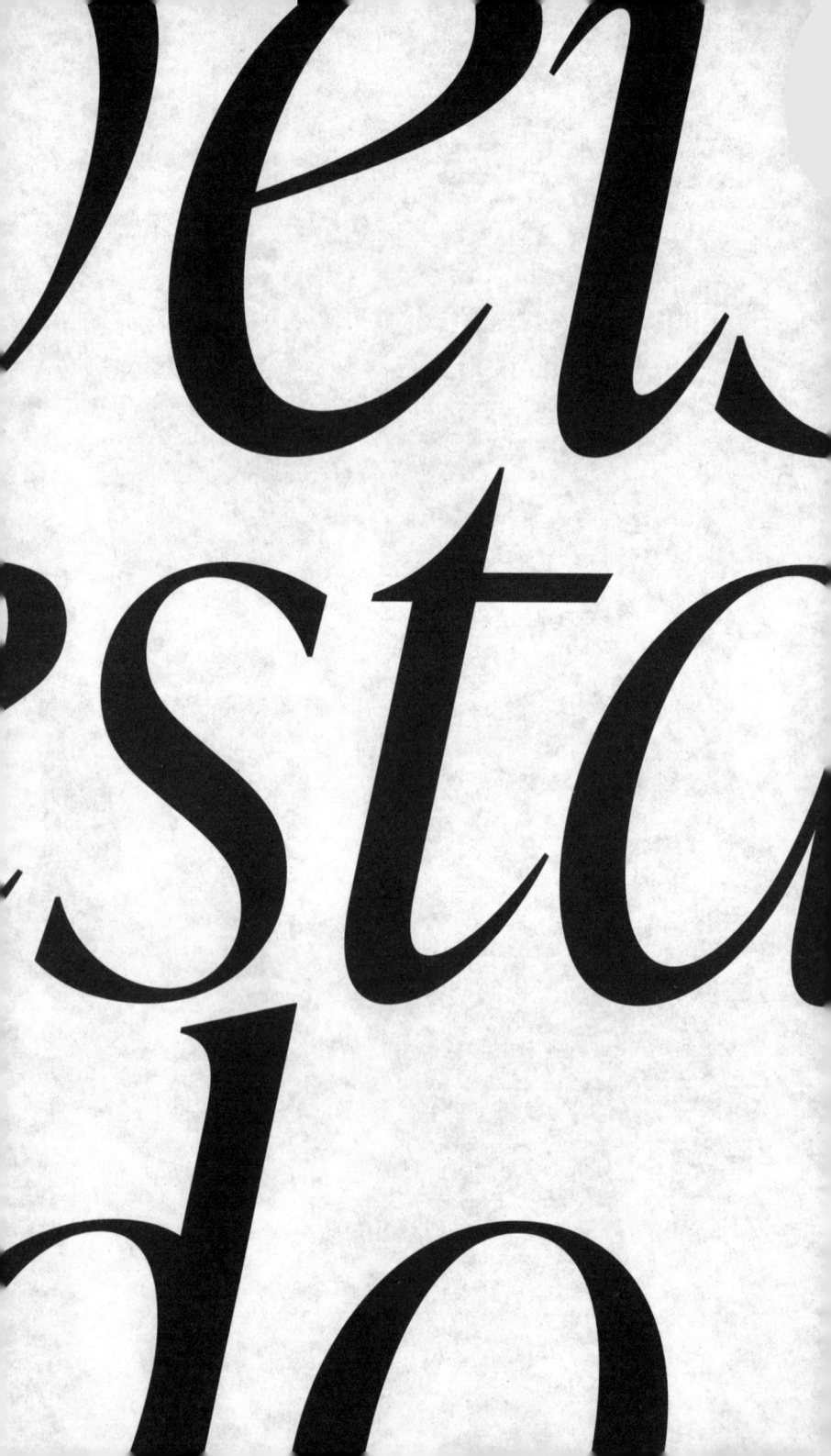

Os inumeráveis estados do ser

Há muitos anos, folheando ao acaso numa livraria revistas de arte, me deparei numa delas (*Cahiers d'Art*, 1951) com comentários sobre a pintura do surrealista Victor Brauner, com a citação destas palavras de Antonin Artaud: "O ser tem estados inumeráveis e cada vez mais perigosos". Pareceu-me que Artaud se referia a certos acontecimentos terríveis que podem ocorrer na profundeza da psique, avassalando o ser inteiro. Descarrilhamentos da direção lógica do pensar; desmembramentos e metamorfoses do corpo; perda dos limites da própria personalidade; estreitamentos angustiantes ou ampliações do espaço; caos; vazio; e muitas mais condições subjetivamente vividas que a pintura dos internados de Engenho de Dentro tornavam visíveis.

Decerto aquelas imagens revelavam perigosos estados do ser, que não se deixavam apreender dentro do modelo médico adotado pela psiquiatria vigente.

A psiquiatria descritiva não dispõe de definição tão exata para transmitir toda a dramaticidade dessas estranhas vivências. Limita-se a fazer a enumeração de sintomas "básicos" ou "acessórios" da esquizofrenia, como um rol de fenômenos mais ou menos indiferentes. A partir da trilha traçada por Bleuler, seguiu a psiquiatria interpretativa com adendos mais recentes e confusos de diversas escolas psicanalíticas não bastante profundos para alcançar o âmago do ser. Ao contrário, Artaud conhece por experiência própria essas vivências e consegue exprimi-las com uma claridade incrível, levando-nos a concluir que tais "sintomas" não compõem uma doença, uma entidade patológica definida, mas se manifesta como estados múltiplos de desmembramentos e de transformação do ser.

Creio que antes de Artaud nunca alguém conseguiu, por meio da palavra, exprimir com tanta força essas dilacerantes vivências. Pela imagem, sim – que é a direta forma de expressão dos processos inconscientes profundos –, muitos o fizeram, e fazem todos os dias, usando lápis e pincéis. Pela palavra, não. Pois a linguagem verbal é, por excelência, o instrumento do pensamento lógico, das elaborações do raciocínio. E essas experiências, às quais Artaud dá forma por meio de palavras, passam-se a mil léguas da esfera racional.

Uma coisa é o observador, situado do lado de fora, registrar elementos que emergem aqui e acolá, originários de uma trama em desdobramento na escuridão do inconsciente. Outra coisa completamente diferente será vivenciar essa própria trama. Densa objetividade para quem as experimenta, essas estranhas vivências internas apresentam-se àqueles que estão do outro lado do muro como inconscientes fantasias.

Difícil como fosse, Artaud insistia, tinha necessidade premente de comunicação. "Eu desejaria fazer um livro que perturbe os homens, que seja uma porta aberta e que os conduza aonde eles jamais haveriam consentido ir, uma porta simplesmente contígua com a realidade."

Mas ninguém aceitava seu convite, ou antes preferia negar a existência de qualquer espécie de porta dando abertura para outras formas de realidade em planos desconhecidos. Esta porta se abre para o mundo intrapsíquico, mundo intenso e rico de significações. A saída de volta será difícil e tanto mais difícil devido à não aceitação desse mundo interno em sua profundeza, não só pelos psiquiatras tradicionais, mas também pela maioria daqueles que se contestam. Laing e outros poucos são exceções.

Os psiquiatras dos hospitais onde esteve internado durante longos anos mantinham-se distantes de Artaud. A incompreensão daqueles de quem era natural que esperasse ajuda foi atroz para ele. Seu revide está gravado na irrespondível "Carta aos médicos chefes dos asilos de loucos". É um documento veemente, concentrado e de extraordinária dignidade. Nenhum técnico aí encontrará a mais leve fissura do pensamento. Artaud pergunta: "Para quantos dentre vós, por exemplo, o sonho do demente precoce (esquizofrênico), as imagens das quais ele é a presa são coisas diferentes de uma salada de palavras?". E continuando com a mesma lucidez, escreve nas últimas linhas: "Possais lembrar-vos amanhã na hora da visita, quando tentardes, sem possuirdes vocabulário adequado, conversar com estes homens sobre quem, é preciso que o reconheçais, não tendes outra vantagem a não ser a da força".

Esta carta soa como o zunir de um chicote de fios de aço. Seja por omissão ou ação, nenhum de nós, psiquiatras, merecerá escapar com a face ilesa.

Através das imagens espontâneas que possam emergir na pintura de pessoas que vivem estados perigosos do ser, o trabalho do Museu de Imagens do Inconsciente (MII) consiste, principalmente, em penetrar, ainda que por frestas estreitas, regiões misteriosas que ficam do outro lado do mundo real.

In: Catálogo da exposição *Os inumeráveis estados do ser*, 1987.

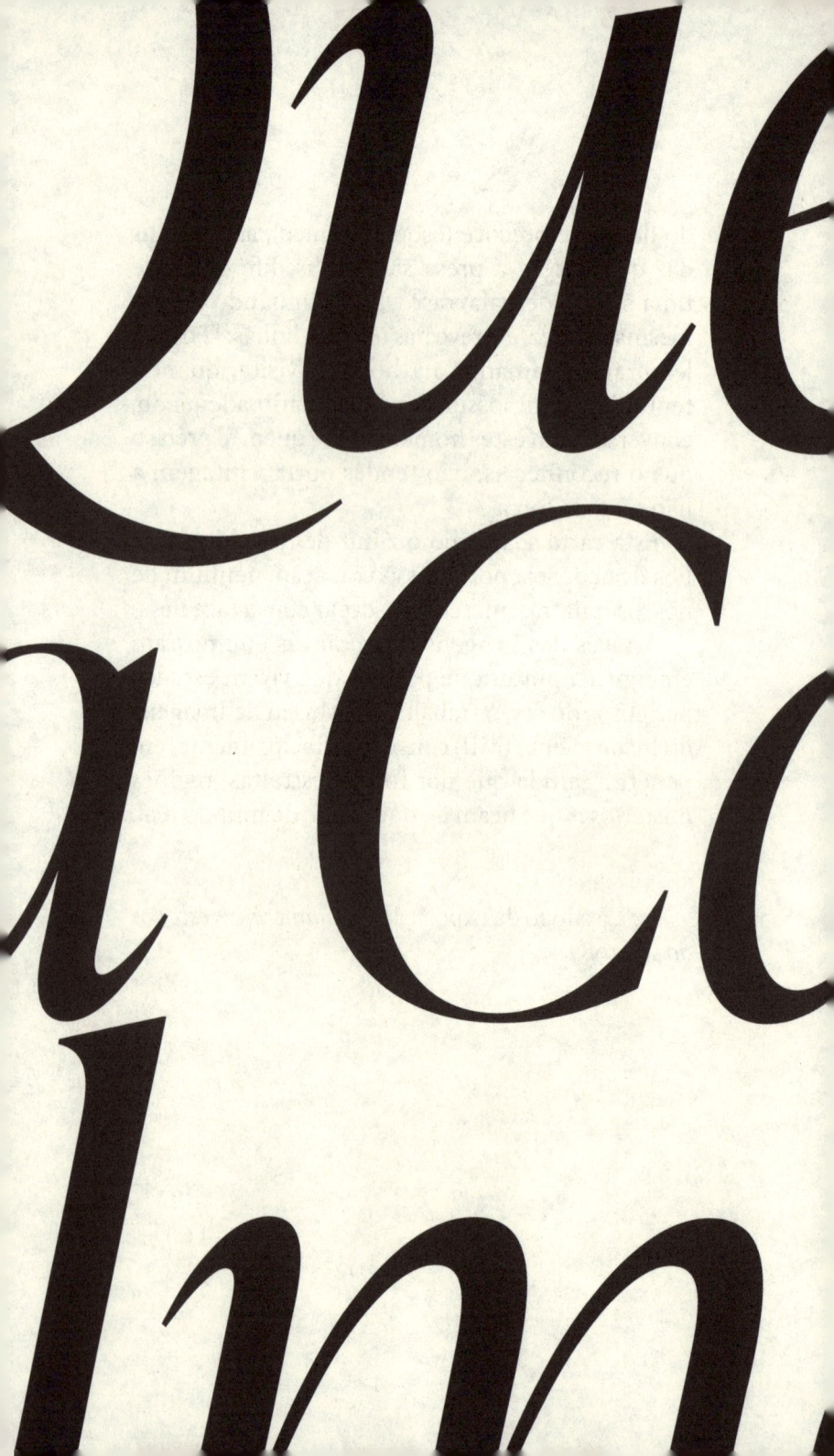

Que é a Casa das Palmeiras

Desde muitos anos nos preocupava o fato de serem tão numerosas as reinternações nos nossos hospitais do Centro Psiquiátrico. Basta dizer que dentre os vinte e cinco doentes internados nesses hospitais por dia, em média, dezessete eram reinternações. Infelizmente a situação em 1986 é quase a mesma: para vinte e oito internações, dezesseis são reinternações (pelo menos segundo nossas precárias estatísticas).

Mas voltemos à década dos anos 1950. Parecia-me que tantas reinternações davam testemunho de que algo estava errado no tratamento psiquiátrico. Um desses possíveis erros (entre outros) estaria na saída do hospital, sem nenhum preparo adequado do indivíduo, quando apenas cessavam os sintomas mais impressionantes do surto psicótico. Não era tomada em consideração que a vivência da experiência psicótica abala as próprias bases da vida psíquica. Depois de um impacto tão violento, o egresso dificilmente se encontraria em condições de reassumir seu anterior trabalho profissional e de restabelecer os contatos interpessoais exigidos na vida social.

Durante vários anos pensei quanto seria útil um setor do hospital, ou uma instituição, que funcionasse como espécie de ponte entre o hospital e a vida na sociedade. Naturalmente seriam necessários recursos financeiros dos quais eu não dispunha para que fosse tentada experiência desse gênero. Conversei sobre o assunto com vários colegas que, entretanto, não mostraram interesse pelo projeto.

Mas aconteceu que no início do ano de 1956, a psiquiatra Maria Stela Braga, recente colaboradora da Seção de Terapêutica Ocupacional que estava a meu cargo, logo participou entusiasticamente dessa ideia. Foi ela quem me apresentou à ilustre educadora Alzira Cortes (viúva do professor La-Fayette Cortes) que, depois de breve conversação, sentiu e compreendeu a utilidade do projeto. Dona Alzira já havia cedido à Apae o primeiro pavimento do casarão onde anteriormente havia funcionado o Colégio La-Fayette, na rua Haddock Lobo. E agora, num gesto de confiança e generosidade, pôs à nossa disposição, sem qualquer formalidade, o segundo pavimento daquele prédio. Logo começamos a elaborar as normas da nova instituição: Maria Stela Braga, psiquiatra; Bellá Paes Leme, artista plástica; Lígia Loureiro, assistente social, e Nise da Silveira, psiquiatra. Para isso nos reuníamos no atelier de Bellá, e foi ela quem encontrou o título: Casa das Palmeiras, visto que o casarão da rua Haddock Lobo possuía em seu jardim de frente um grupo de belas palmeiras. Assim evitávamos dar à renovadora instituição um nome que de alguma maneira aludisse às doenças mentais, tão discriminadas socialmente.

Com a presença de alguns psiquiatras e de numerosos amigos, foi inaugurada a Casa das Palmeiras no dia 23 de dezembro de 1956. A Casa, instituição sem fins lucrativos, começou a funcionar imediatamente.

Permanecemos no prédio do antigo Colégio La-Fayette até 1968, pois, após o falecimento de dona Alzira, embora nos concedesse largo prazo, a família La-Fayette Cortes pediu-nos o prédio que lhe pertencia.

Transferimo-nos para a casa situada à rua Dona Delfina, número 39, Tijuca, cedida pela CADEME (MEC), graças à iniciativa da senhora Adriana Coutinho, que na ocasião ocupava o cargo de nossa diretora administrativa. A aquisição dessa casa completou-se devido à decidida atuação da Presidente da Casa das Palmeiras, senhora Maria Antonieta Franklin Leal, em dezembro de 1968. Permanecemos nesse aprazível local durante longo período.

Anos mais tarde, a senhora Maria Antonieta Franklin Leal, com notável tino administrativo, permutou a casa da rua Dona Delfina, que se achava em más condições de conservação, por uma outra casa à rua Sorocaba, número 800, Botafogo, onde desde setembro de 1981 está instalada a Casa das Palmeiras.

A Casa das Palmeiras é reconhecida de utilidade pública pela lei número 376, de 16 de outubro de 1963.

O principal método de tratamento empregado na Casa das Palmeiras é a terapêutica ocupacional, mas terapêutica ocupacional num largo sentido, não os mesmos procedimentos praticados correntemente sob esta denominação. Desde minha experiência iniciada em Engenho de Dentro com o método ocupacional, no ano de 1948, a primeira preocupação foi de natureza teórica, isto é, a busca de fundamentação científica onde firmar a estrutura do trabalho que estava sendo iniciado. Estudamos como a terapêutica ocupacional poderia ser entendida dos diferentes pontos de vista psiquiátricos (segundo Kraepelin, Bleuler, H. Simon, C. Schneider, neojacksonianos,[1] P. Sivadon, psicanálise, psicologia artística etc.).

O objetivo era utilizar a terapêutica ocupacional, se corretamente conduzida, como legítimo método terapêutico e não apenas uma prática auxiliar e subalterna, segundo acontece habitualmente.

Agora, na Casa das Palmeiras, este método ampliava-se e adquiria novas conotações adequadas a esta instituição destinada ao tratamento e à reabilitação de egressos de estabelecimentos psiquiátricos. Representava a Casa um degrau intermediário entre a rotina do sistema hospitalar, desindividualizada, e a vida na sociedade e na família, com seus

---

1 Referência aos terapeutas ocupacionais franceses influenciados pelo neurologista inglês John Hughlings Jackson (1835-1911). (N.E.)

inevitáveis e múltiplos problemas, onde a aceitação do egresso não se faz sem dificuldades.

Rótulos diagnósticos são, para nós, de significação menor e não costumamos fazer esforços para estabelecê-los de acordo com classificações clássicas. Não pensamos em termos de doenças, mas em função de indivíduos que tropeçam no caminho de volta à realidade cotidiana.

Nesse sentido, visamos coordenar intimamente olho e mão, sentimento e pensamento, corpo e psique, primeiro passo para a realização do todo específico que deverá vir a ser a personalidade de cada indivíduo sadio. Na busca de conseguir esta coordenação, fazemos apelo às atividades que envolvam a função criadora existente mais ou menos adormecida, dentro de todo indivíduo.

A criatividade é o catalisador por excelência das aproximações de opostos. Por seu intermédio, sensações, emoções, pensamentos são levados a reconhecerem-se entre si, a associarem-se, e mesmo tumultos internos adquirem forma.

Jamais teremos a pretensão, está claro, que nossos clientes realizem obras de alta qualidade artística (o que às vezes acontece!). Terapeuticamente, o mais importante é que o mundo interno dissociado tome forma e encontre meios de expressão através de símbolos transformadores que o aproximem cada vez mais do nível consciente.

A tarefa principal da equipe técnica da Casa das Palmeiras será permanecer atenta ao desdobramento fugidio dos processos psíquicos que acontecem no mundo interno do cliente através de inumeráveis modalidades de expressão. E não menos atento às pontes que ele lança em direção ao mundo externo, a fim de dar a estas pontes apoio no momento oportuno.

Convivendo com o cliente durante várias horas por dia, vendo-o exprimir-se verbal ou não verbalmente em ocasiões diferentes, seja no exercício de atividades individuais ou de grupo, a equipe logo chegará a um conhecimento bastante profundo de seu cliente. E a aproximação que nasce entre eles, tão importante no tratamento, é muito mais genuína que a habitual relação de consultório entre médico e cliente. A experiência demonstra que a volta à realidade depende em primeiro lugar de relacionamento confiante com alguém, relacionamento que se estenderá aos poucos a contatos com outras pessoas e com o ambiente. O ambiente que reina na casa é, por si próprio, assim pensamos, um importante agente terapêutico.

A Casa das Palmeiras é um *pequeno território livre*, onde não há pressões geradoras de angústia, nem exigências superiores às possibilidades de resposta de seus frequentadores.

Nunca procurou a *coleira* de convênios. Optou pela pobreza e a liberdade.

As relações interpessoais formam-se de maneira espontânea entre uns e outros. Distinguir médicos, psicólogos, monitores, estagiários, clientes, torna-se tarefa ingrata. A autoridade da equipe técnica estabelece-se de maneira natural, pela atitude serena de compreensão face à problemática do cliente, pela evidência do desejo de ajudá-lo e por um profundo respeito à pessoa de cada indivíduo.

Portas e janelas estão sempre abertas na Casa das Palmeiras. Os médicos não usam jaleco branco, não há enfermeiras e os demais membros da equipe técnica não portam uniformes ou crachás. Todos participam ao lado dos clientes, das atividades ocupacionais, apenas orientando-os quando necessário. E também todos fazem em conjunto o lanche, que é servido no meio da tarde, sem discriminação de lugares especiais.

São utilizados, quando necessário, e isso é raro, psicotrópicos em doses reduzidas e individualizadas.

Essas normas inusuais existem desde a fundação da Casa, em 1956. Não contribuíram para fomentar desordem. Pelo contrário, seus efeitos criaram um favorável ambiente terapêutico para pessoas que já sofreram humilhantes discriminações em instituições psiquiátricas e até mesmo no âmbito de suas famílias; isso sem citar, por demais óbvias, as dificuldades que se erguem no meio social para recebê-los de volta.

A Casa das Palmeiras comporta a frequência de trinta a trinta e cinco clientes funcionando em regime de externato nos dias úteis, das 13 às 17h30min. Assim o cliente não se desliga de sua família e do meio social com seus inevitáveis problemas, que aprende aos poucos a superar graças aos enriquecimentos adquiridos através das atividades praticadas na Casa e dos laços de convivência amiga que aí se formam.

Certamente a terapêutica ocupacional não é aceita até hoje como um legítimo método terapêutico. Pois qual seria seu lugar no meio do arsenal constituído pelos choques elétricos que determinam convulsões; pela psicocirurgia; e agora, principalmente, pelos psicotrópicos administrados em doses brutais até coagirem o indivíduo numa camisa de força química? Um método que utiliza, como agentes terapêuticos, pintura, modelagem, música, trabalhos artesanais, logicamente seria, na época, vigente, julgado ingênuo e quase inócuo. Valeria, quando muito, para *distrair os clientes* ou, em certas instituições psiquiátricas, torná-los produtivos em relação à sua economia.

Há várias linhas de pensamento que, apesar do descaso reinante, insistem em procurar fundamentação teórica para interpretar o método ocupacional. E várias denominações para designá-los – laborterapia, praxiterapia, método hiperativo, método reeducativo, ergoterapia e, finalmente, terapêutica ocupacional, termo preferido por ingleses e americanos. A expressão *terapêutica ocupacional* generalizou-se, embora seja pesada como um paralelepípedo.

Preferimos dizer *emoção de lidar*, palavras usadas por um dos clientes da Casa das Palmeiras, pois sugere logo a emoção provocada pela manipulação dos materiais de trabalho, uma das condições essenciais para a eficácia do tratamento.

As teorias e seus nomes importam pouco. Todas podem ser úteis quando convém a cada caso em apreço.

Desde que o cliente esteja em condições psicológicas capazes para realizar o esforço necessário à produção de um trabalho utilitário, será perfeitamente aceitável o que diz Freud:

> Nenhuma outra técnica vital liga o indivíduo tão fortemente à realidade como a realização do trabalho que, pelo menos, incorpora-o solidamente a uma parte da realidade, à comunidade humana. A possibilidade de deslocar para o trabalho profissional e para as relações humanas a estes vinculadas grande parte das componentes narcisistas, agressivas e mesmo eróticas da libido, confere àquelas atividades um valor que não pode ser relegado a segundo plano (*El malestar en la cultura*).[2]

---

[2] Mantivemos a edição como citado no texto original. Uma das edições encontradas atualmente é *O mal-estar na cultura e outros escritos*, Autêntica, 2020. (N.E.)

Entretanto, se o ego está muito atingido, a utilização do trabalho com fins terapêuticos torna-se inaplicável. As atividades que envolvem as características do trabalho só convêm a indivíduos capazes de manter corajosas e persistentes relações com o mundo externo. Teremos de ir ao encontro do doente nos pontos instáveis onde ele se acha ainda, a fim de ajudá-lo a fortalecer o ego de modo gradativo. Embora, no dizer de Frieda Fromm-Reichmann, nem sempre o objetivo do tratamento "será necessariamente aprender a levar uma vida convencional dentro dos padrões de ajustamento usados pela média dos chamados cidadãos sadios na nossa cultura" (*Remarks on the philosophy of mental disorder*).[3]

Muitos indivíduos estão apenas aptos para atividades nas quais cada ato tenha valor próprio e proporcione prazer imediato. Por esse motivo damos tanta ênfase às atividades expressivas e lúdicas.

Certamente todas as atividades são expressivas desde que se saiba observar como são executadas (seja a maneira de empunhar um serrote ou até o bater de um martelo). Mas se denominam especialmente atividades expressivas aquelas que melhor permitem a espontânea expressão das

---

[3] "Observações sobre a filosofia do transtorno mental", em tradução livre. O texto foi publicado no livro *A Study of Interpersonal Relations: New Contributions to Psychiatry*. Groove Press, 1949. (N.E.)

emoções, que dão mais larga oportunidade para os afetos tomarem forma e se manifestarem, seja na linguagem dos movimentos, dos sons, das formas e cores etc.

É através dessas atividades que se pode conseguir maior penetração no mundo íntimo do psicótico. Assim, atribuímos especial importância às atividades expressivas individuais – pintura, xilogravura, modelagem, arranjo floral. Essas atividades permitem a expressão de vivências muitas vezes não verbalizáveis, fora do alcance das elaborações da razão e do pensamento. No conceito de Frieda Fromm-Reichmann, a oportunidade que o indivíduo teve, quando doente, de descobrir as atividades expressivas e criadoras, de ordinário tão pouco acessíveis à maioria, poderá abrir-lhe novas perspectivas de aceitação social através da expressão artística ou simplesmente (o que será muito) muni-lo de um meio ao qual poderá recorrer sozinho para manter seu equilíbrio psíquico.[4]

Estas afirmações não significam que deixem de ser praticadas na Casa das Palmeiras atividades de caráter mais pragmático, tais como tecelagem, marcenaria etc., ou atividades de grupo, do tipo de jogos recreativos, festas, passeios, conjuntos musicais, grupo cultural, respeitadas sempre, em todas estas atividades, as condições

---

4   Op. cit.

de cada cliente para maior ou menor relacionamento interpessoal.

A equipe da Casa das Palmeiras está sempre atenta para ler sem impertinência, ou melhor, apreender, o que transparece na face, mãos, gestos do cliente. Essa observação, seja nas atividades individuais ou de grupo, nos parece indispensável para que o cliente seja conhecido em maior profundeza e torne-se possível uma abordagem terapêutica mais segura. A *emoção de lidar* favorece mil oportunidades para essas observações.

Além do que foi dito, há ainda muitas coisas a estudar no exercício das atividades concernentes ao mesmo tempo à psicologia profunda e ao tratamento dos distúrbios emocionais.

Um dos temas teóricos preferidos por nós é o da natureza dos materiais usados nas atividades e as variações de adaptação e de preferência dos clientes pela manipulação desses materiais.

É curioso que haja sido um filósofo, Gaston Bachelard, quem abriu caminho para a pesquisa da importância psicológica dos materiais de trabalho. Ele investigou a atração preferente da imaginação criadora, em escritores e poetas, pelos elementos da natureza aos quais aqueles se achavam originariamente filiados; ou seja, que a imaginação procura uma substância de preferência para revestir-se: fogo, água, ar ou terra. Assim, revelam "segredos íntimos".⁵ Bachelard, baseado nessas ideias, criou um novo tipo de crítica literária de grande repercussão, sobretudo na França. Mas transbordou da área da filosofia e da literatura para demonstrar a significação dos elementos da natureza na vida, no trabalho do homem normal e mesmo seu valor curativo para os distúrbios emocionais. "A saúde de nosso espírito está em nossas mãos", escreveu Bachelard;⁶ isto é, na manipulação dos elementos da natureza que convêm à nossa condição psicológica.

O psiquiatra Paul Sivadon teve o mérito de trazer para o campo da psiquiatria as ideias de Bachelard e de aplicá-las à terapêutica ocupacional.

Estudando as condições de adaptação do doente às diferentes atividades, Paul Sivadon foi levado a estabelecer nelas uma hierarquia dos materiais utilizados, baseada principalmente na sua maleabilidade ou resistência e na sua mutabilidade, ou seja, nas suas possibilidades maiores ou menores de transformação. Ele observou que os materiais são tanto melhor aceitos quanto mais próximos estejam da natureza: plantas, animais; quanto mais dóceis: barro, fibras, madeira tenra; mais fecundos – de pequenas coisas sem valor construírem outras

---

5   *La terre et les rêveries de la volonté*. Librairie José Corti, Paris, 1948. "A terra e os devaneios da vontade", em tradução livre. (N.E.)

6   Op. cit.

agradáveis à visão e mesmo úteis; mais mágicos – materiais que se transformam facilmente tais como as tintas que saltam de tubos levemente apertados e que, misturadas a outras produzem cores diferentes; o barro, o gesso, maleáveis quando úmidos, mas que depois endurecem fixando formas.

Outra forma de ver a terapêutica ocupacional que poderá conduzir a aprofundamentos teóricos terá como ponto de partida a psicologia junguiana.

Jung, ele próprio, nunca explana diretamente qualquer teoria sobre este método terapêutico. Mas sua psicologia está impregnada de atividade e foi a partir de suas ideias que, principalmente, nos inspiramos.

Jung estuda a correlação entre imagens arquetípicas e instintos, pois, diz ele, não há instintos amorfos, cada instinto desenvolvendo sua ação de acordo com a imagem típica que lhe corresponde. Por que então deixar de utilizar a observação dos impulsos arcaicos que, não raro, irrompem nas psicoses e assim apreender as imagens às quais se acham interpenetrados, imagens essas que constituem a chave da situação psicótica de cada doente?

Escutando o doente, estudando suas pinturas e outras produções, o observador verificará que a matéria-prima de seus delírios é constituída de ideias e imaginações arquetípicas, soltas ou agrupadas em fragmentos de temas místicos.

Se o observador sofre da deformação profissional característica do médico, inclinar-se-á a ver nas criações da imaginação coisas inconsistentes ou patológicas e rotulará apressadamente essas ideias, imaginações e ações como material produzido pela doença. Mas se tomar posição fora de dogmas preestabelecidos, irá defrontar com processos psíquicos surpreendentes. Irá vislumbrar a estrutura mesma da psique, nos seus fundamentos e no seu dinamismo.

Foi o que fez Jung nos seus estudos psiquiátricos. A terapêutica ocupacional muito lucrará em aplicar esses estudos em profundeza e estendê-los no seu campo de trabalho.

Ainda outros dados: a psicoterapia junguiana tem por meta não só a dissolução de conflitos intrapsíquicos e de problemas interpessoais, mas favorece também o desenvolvimento de "sementes criativas" inerentes ao indivíduo e que o ajudam a crescer. Acontece que é justamente em atividades feitas com as mãos que, muitas vezes, se revela a vitalidade dessas "sementes criativas", segundo presenciamos na Casa das Palmeiras.

Nos neuróticos esse fenômeno se apresenta frequentemente. Jung escreve: "Se houver alto grau de crispação do consciente, muitas vezes só as mãos são capazes de fantasia". Quando o ego não se acha muito atingido, a teoria das quatro funções de orientação da consciência no mundo interior – pensamento, sentimento, sensação, intuição –, se bem utilizadas em atividades que as mobilizem de acordo com suas deficiências, poderá ajudar bastante o indivíduo a obter melhor equilíbrio psíquico.

Parece-me que a psicoterapia concede ainda muito pouco valor à ação orientada com objetivo terapêutico. Despreza um belo campo de pesquisa.

Aplicando à terapêutica ocupacional as descobertas de Jung, abrem-se novas perspectivas para este método, tanto para neuróticos como para psicóticos.

O exercício de atividades poderá enriquecer-se de importante significação psicológica. Compreender-se-á, por exemplo, o valor terapêutico que virá adquirir a proposta ao doente mais regredido de atividades vivenciadas e utilizadas pelo homem primitivo para exprimir suas violentas emoções.

Em vez de os impulsos arcaicos exteriorizarem-se desabridamente, lhe forneceremos o declive que a espécie humana sulcou durante milênios para exprimi-los: dança, representações mímicas, pintura, modelagem, música. Será o mais simples e o mais eficaz.

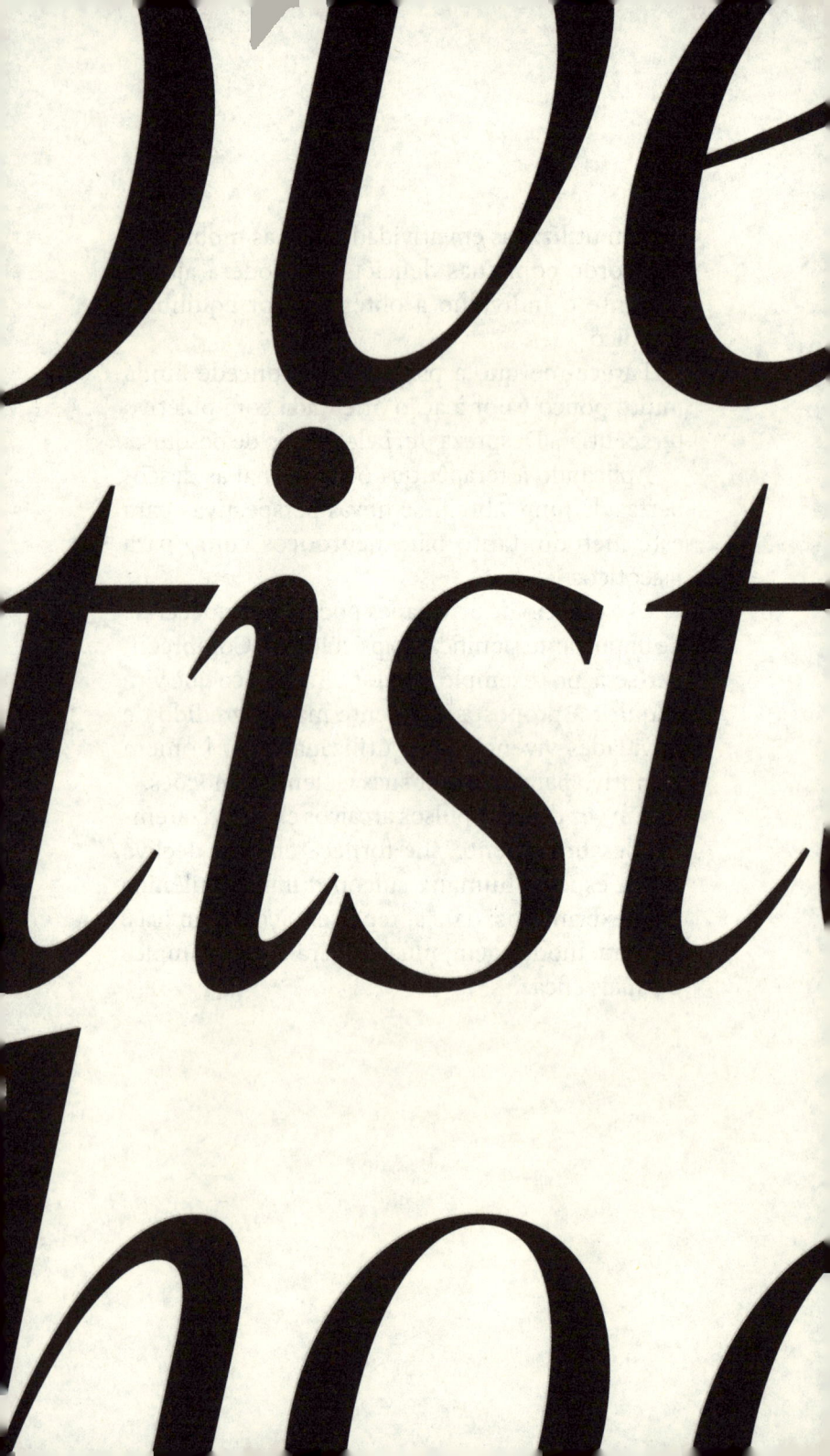

Nove artistas de Engenho de Dentro

O diretor do Museu de Arte Moderna de São Paulo (MAM) visitou o estúdio de pintura e escultura do Centro Psiquiátrico do Rio e não teve dúvida em atribuir valor artístico verdadeiro a muitas das obras realizadas por homens e mulheres aí internados. Talvez esta opinião de um conhecedor de arte deixe muita gente surpreendida e perturbada. É que os loucos são considerados comumente seres embrutecidos e absurdos. Custará admitir que indivíduos assim rotulados em hospícios sejam capazes de realizar alguma coisa comparável às criações de legítimos artistas – que se afirmem justamente no domínio da arte, a mais alta atividade humana.

Examinemos de perto se de fato loucos e normais são fundamentalmente diferentes.

Todos temos a experiência do sonho. Nos seus breves instantes podem ser vividos os mais recônditos e impossíveis desejos, encontram meio de expressão nossas tendências mais profundas. Através do sonho manifesta-se o inconsciente, usando a velha língua das imagens tão mais antiga que a das palavras. Fundem-se estas imagens em estranhas figuras, umas servem de máscara a outras, representam muitas de maneira constante os mesmos pensamentos como nos hieróglifos. Mas apenas se abrem os olhos, voltam todas para seu mundo subterrâneo. Os delírios, se os estudamos atentamente, são de certo modo sonhos prolongando-se pela vigília. Na sua trama de ideias ilógicas, encaradas do ponto de vista do adulto civilizado desperto, descobriremos o sentido da realização de desejos tal qual no sonho, sob o disfarce dos mesmos mecanismos psicológicos.

Os adeptos de certas religiões do Oriente costumam concentrar-se em longas meditações durante as quais acontece não raro de os pensamentos se tornarem visíveis, adquirirem forma e cor. Se estes fenômenos se formassem numa condição permanente, seria difícil distingui-los de sintomas psicóticos. Entretanto, o adepto foi instruído de que essas formas e cores são vazias ainda quando representem deuses ou ancestrais. Após as intensas experiências das horas de meditação, ele retoma suas ocupações diárias sem que ninguém conheça os segredos de sua vida interior. Por tudo quanto diz ou faz é um homem sensato e sábio.

O artista é certamente um ser extraordinário. Seus fortes impulsos instintivos não se amoldam ao princípio da realidade. Insatisfeito e rebelde foge para o mundo da fantasia onde lhe é dado viver seus desejos livremente. Mas vínculos de amor, exigente necessidade de comunicação com seus semelhantes, o atraem de novo ao nosso mundo. E ele retorna, trazendo-nos a dádiva de suas venturas subjetivas que apresenta ora quase nuas, ora complicadamente veladas. Parece mesmo encontrar prazer em exibi-las: alegra-se quando outros o entendem e o aplaudem. A atividade artística seria, pois, "caminho de volta que conduz da fantasia à realidade" (Freud).

Outros seres igualmente entram em conflito com o mundo exterior e se evadem para reinos imaginários. Mas aí se perdem. Neles, as produções da fantasia tornam-se mais vivas, mais poderosas que as coisas objetivas. Invadem a esfera da consciência com tanta força que o indivíduo já não as distingue das experiências reais. Perturbam-se assim suas relações com o meio social – passam a ser chamados loucos.

Outra prova de que apenas questão de grau, de permanência ou transitoriedade em estados semelhantes diferenciam normais de psicóticos é esta própria exposição. Por que vos emocionais contemplando estes desenhos, estas pinturas e esculturas? Decerto entre os motivos de vossa emoção está que eles despertam ressonâncias, que fazem vibrar em cada um cordas afins. Este é um dos caminhos pelos quais as obras de arte nos atingem. Se *Hamlet* continua através dos séculos abalando profundamente os públicos do mundo inteiro, explica a psicanálise, é que o forte sopor poético dessa tragédia toca em cheio o complexo de incesto comum a todos os seres humanos. Os poetas ouvem as vozes abafadas do inconsciente e exprimem para os demais seus oprimidos desejos. Parece mesmo haverem herdado de Homero o privilégio de descer aos infernos e voltar à luz do sol contando aos mortais o que viram naquelas regiões tenebrosas. Assim Fausto, ansioso de evocar Helena, mergulha no mais profundo dos abismos onde habitam as figuras primígenas das mães. E o estremecimento de medo que sente ante essas deusas poderosas ao redor de quem se movem as imagens da vida comunica-se ao leitor do drama imortal. Esses mesmos arquétipos que do inconsciente coletivo emergem como relâmpagos nas visões de poetas, de pintores, vêm construir o conteúdo avassalador de neurose e psicose.

Talvez muitas das obras aqui apresentadas causem a impressão de estranheza inquietante que acompanha a manifestação de coisas conhecidas no passado, porém que jaziam ocultas (conceito do sinistro segundo Schelling e Freud). Presumimos obscuramente possuir no fundo de nós mesmos imagens semelhantes. Exemplos deste tipo são os desenhos evocados de figuras míticas que acreditávamos superadas ou que representam desdobramentos de personalidade, reveladores de épocas psíquicas primitivas nas quais o ego ainda não havia nitidamente delimitado em relação ao mundo exterior. Se certas figuras angustiam, a beleza de outras formas fascina. Ressaltam estruturas concêntricas, círculos ou anéis mágicos, denominados em sânscrito *mandalas*, imagens primordiais de totalidade psíquica. Místicos hindus e chineses utilizam *mandalas* de rico valor artístico como instrumento de contemplação. Imagens de idêntica configuração surgem nas *mind pictures* de jovens e sadias inglesas que as veem de olhos fechados, num estado de repouso próximo ao que se precede ao sono, em experiências feitas nas aulas de pintura de uma escola secundária feminina (Herbert Read). Símbolos eternos da humanidade aparecem também pintados por doentes mentais europeus (Jung) e por esquizofrênicos brasileiros completamente desconhecedores do símbolo religioso oriental. Os que se debruçam sobre si próprios estarão sempre sujeitos a encontrar imagens dessa categoria, depositárias de inumeráveis vivências individuais através de milênios. Daí as analogias inevitáveis entre a pintura dos artistas que preferem os modelos do reino do sonho e da fantasia e a pintura daqueles que se desgarraram pelos desfiladeiros de tais mundos.

Surpreende o número de doentes mentais que buscam expressão gráfica. É frequente desenharem sobre as paredes ou em qualquer pequeno pedaço de papel que lhes caia nas mãos. Mesmo os mais inacessíveis, de contato mais difícil, raro deixam de desenhar se lhes entregamos o material necessário. Este fato curioso explica-se quando nos colocamos no ponto de vista da psicopatologia genética, admitindo ocorrerem nas psicoses processos regressivos que reconduzem o indivíduo a fases anteriores do seu próprio desenvolvimento ou mesmo da evolução da humanidade. O pensamento abstrato, aquisição mais recente, cede lugar na doença ao pensamento concreto, isto é, as ideias passam a apresentar-se sob a forma de imagens (aliás o mesmo acontece no sonho e nos estados intermediários entre sono e vigília). Uma vez cindido e submerso o pensamento lógico, fica simultaneamente prejudicada a linguagem verbal, que é o seu instrumento de expressão. Desde que seu pensamento flui agora em imagens, o indivíduo muito naturalmente usará exprimir-se reproduzindo-as. Pode projetá-las, entretanto, sem nenhum intento de comunicar-se com outrem, impulsionado por mera tendência fisiológica à exteriorização. Neste caso os desenhos nascem inteiros de um só jato, multiplicam-se em número espantoso e suas cores são quase sempre muito vivas. Mas apenas o ego começa a lançar frágeis pontes para o mundo real, aos modelos interiores vêm juntar-se objetos do mundo exterior recordados ou vistos no presente, a produção diminui e faz-se através trabalho mais demorado, o colorido se enriquece de nuanças. Esses sinais indicam que passos começam a ser dados no caminho de volta à realidade, desenho ou pintura estão se tornando linguagem emocional. A atividade artística poderá mesmo adquirir o sentido de um verdadeiro processo curativo.

Compreende-se, pois, a importância da instalação de estúdios de pintura e de escultura nos hospitais psiquiátricos, tanto para meio de estudo de obscuros mecanismos psicopatológicos que se tornam patentes nas produções plásticas quanto pela função terapêutica de que a própria atividade artística muitas vezes se reveste.

Levantar-se-á talvez a pergunta: se nascem no inconsciente as fontes de toda a inspiração e o louco é aquele que foi invadido pelas torrentes subterrâneas, então estaria ele mais que ninguém em condições de criar obras de arte? Decerto não basta sonhar acordado, ter contato íntimo com imagens primígenas, falar a linguagem arcaica dos símbolos, sofrer a tensão de intensos conflitos. Trate-se de artistas sadios ou de artistas doentes, permanece misterioso o dom de captar as qualidades essencialmente significativas seja dos modelos interiores seja dos modelos do mundo exterior. Haverá doentes artistas e não artistas, assim como entre os indivíduos que se mantêm dentro das imprecisas fronteiras da normalidade só alguns possuem a força de criar formas dotadas do poder de suscitar emoções naqueles que as contemplam.

Voltemos a acentuar o fato fundamental, os mais estranhos fenômenos encontrados nas doenças do espírito em nada diferem qualitativamente de mecanismos que também podem ser surpreendidos na vida psíquica normal. Nessas doenças são mudanças na estrutura psíquica que ocorrem.

Estados pretéritos da evolução emergem e impõem suas maneiras correspondentes de sentir, perceber e pensar. Os indivíduos assim atingidos tornam-se inaptos para o nosso tipo de vida social e por isso são segregados. Antes que se procurasse entendê-los, concluiu-se que tinham a afetividade embotada e a inteligência em ruínas. Estariam, portanto, muito bem habilitando edifícios-prisões chamados hospitais, abrigados e alimentados. Nas melhores dessas casas veem-se leitos forrados de colchas muito brancas e corredores de soalho lustrosíssimo. Mas que se procure saber como correm para seus habitantes as longas horas dos dias, durante meses e anos a fio. Venha-se vê-los vagando nos pátios amurados, tais fantasmas. Pois a verdade é que as tentativas de psicoterapia e ocupação terapêutica feitas nos nossos hospitais têm apenas o valor de amostras do que poderá ser realizado, não chegando ainda a adquirir significação dado o reduzido número de beneficiados em face da imensa maioria desatendida.

Esta situação decorre de se haver admitido arbitrariamente que nos doentes mentais se tenham extinguido as múltiplas necessidades humanas além de dormir, comer e quando muito trabalhar em ofícios rudimentares. Entretanto, só os poderes da inércia favorecem a aceitação conformista desse estado de coisas. Ninguém ignora a extraordinária renovação da psiquiatria realizada por Freud e Bleuler desde os primeiros anos do século.

Até então se aceitava que a demência precoce (esquizofrenia) conduzisse inexoravelmente à demência e ao apagamento da afetividade. Hoje está demonstrado que mesmo após longos anos de doença a inteligência pode conservar-se intacta e a sensibilidade, vivíssima. E aqui estão para prova os nossos artistas: Emygdio, internado há vinte e cinco anos. Raphael, doente desde os 15 anos; ambos sob o diagnóstico de esquizofrenia.

Os hospitais, porém, continuam seguindo rotina de raízes em concepções já superadas, muito distantes da cultura atual dos médicos. Cumpre reformá-los.

Seja a exposição agora apresentada uma mensagem de apelo neste sentido, dirigida a todos que aqui vieram e participaram intimamente do encantamento de formas e de cores criadas por seres humanos encerrados nos tristes lugares que são os hospitais para alienados.

In: Catálogo da exposição *Nove artistas de Engenho de Dentro,* Rio de Janeiro, dezembro de 1949.

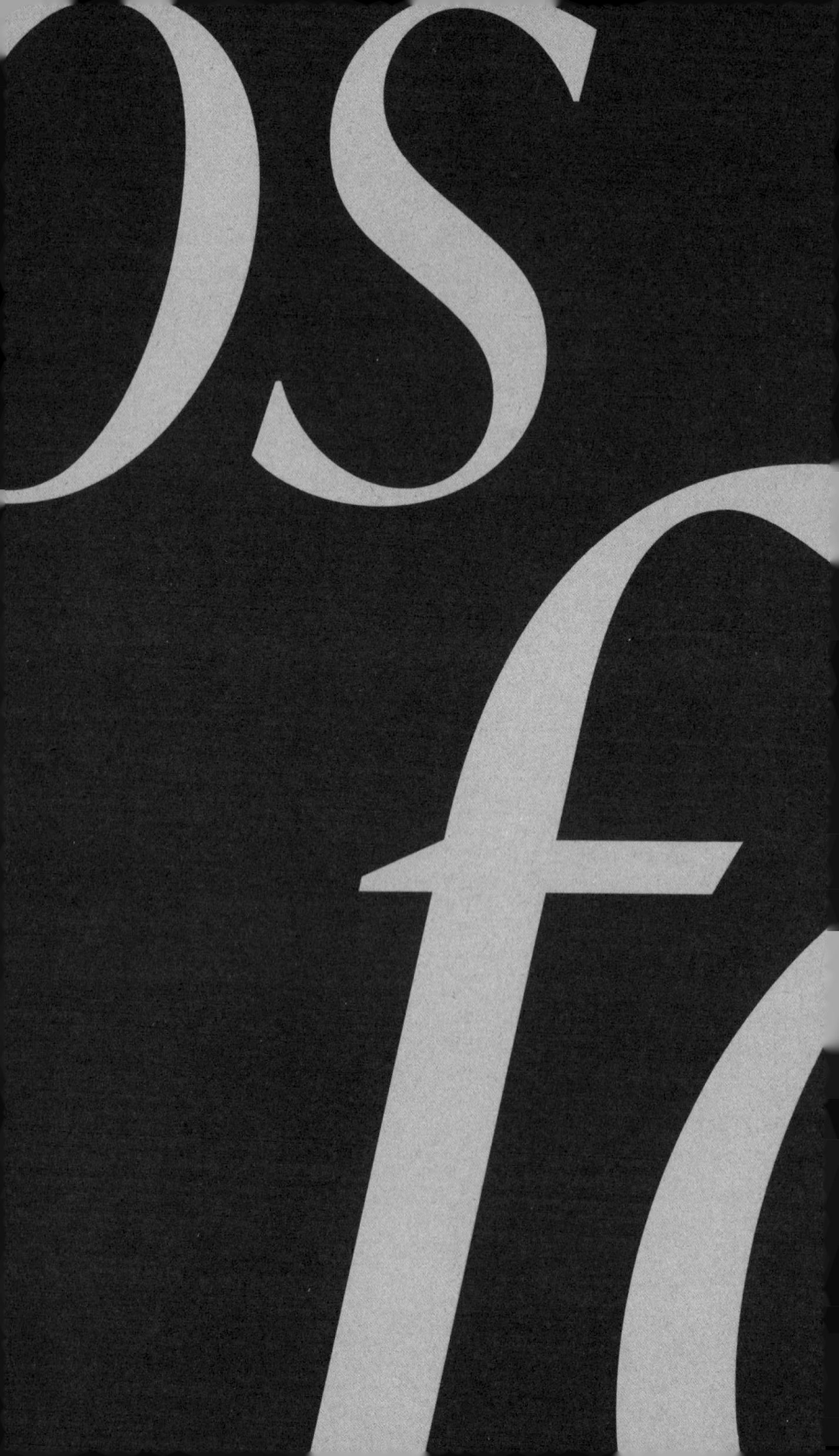

Posfácio
POR CHRISTIAN DUNKER

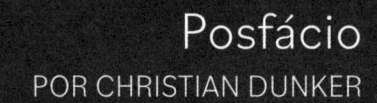

DESENCONTROS COM NISE DA SILVEIRA[1]

Em 1985, o mito de Nise da Silveira já havia se espalhado pelos cursos de Psicologia. A mulher que tinha trocado cartas com Carl Gustav Jung, que esteve presa com Graciliano Ramos, que colaborou com o grande crítico de arte Mário Pedrosa, que trabalhou com Ivan Serpa, peça fundamental do abstracionismo e concretismo nacional. A psiquiatra que deixara o eletrochoque, o choque insulínico e a amarração de pacientes para trás. A crítica que trouxera a loucura para as artes. Estávamos em plena Abertura, e, de todas as faces desse mito, aquela que parecia mais impactante era outra: uma terapeuta que recebia qualquer um quem a ela se apresentasse – a ela e aos seus gatos.

---

1 Adaptado do texto "Desencontro com Nise da Silveira", publicado no *Blog da Boitempo*, em 2 de março de 2016. Disponível em: https://blogdaboitempo.com.br/2016/03/02/desencontro-com-nise-da-silveira/. Acesso em: 3 jan. 2024.

O livro *Imagens do inconsciente* tinha aparecido em 1981, mas como continha imagens era francamente inacessível aos pobres mortais. Nossos professores, como João Frayze-Pereira,[2] falavam dela e de sua receptividade, e de como ela gostava de receber e de falar. Por isso, em 1985, quando Leon Hirszman apareceu com o documentário formado pela trilogia *Em busca do espaço cotidiano, O reino das mães* e *A barca do sol*, o impacto foi ainda maior. Logo organizamos uma incursão ao Rio de Janeiro e ao Hospital do Engenho de Dentro para encontrar o mito. Ela não estava. Primeiro pensamento: viajou, deve estar com Carl Gustav. Segundo pensamento: ocupada com um caso grave. Terceiro pensamento: somos tolos o suficiente para achar que ela vivia na clausura, só esperando nossa chegada. Assim como a imagem que tínhamos dos pacientes psiquiátricos, achávamos que ela só podia viver internada.

Anos mais tarde, lendo Foucault, entendi a força da ideia de que, nos manicômios psiquiátricos do século 19, o corpo do psiquiatra funcionava como metáfora do hospital – a fonte e a origem da cura, o centro e o olhar da ordem, a razão e a disciplina do cotidiano. Nosso desencontro com Nise da Silveira revelava muito sobre os mitos que ela empregou

---

2 FRAYZE-PEREIRA, João A. Nise da Silveira: imagens do inconsciente entre psicologia, arte e política. *Estudos Avançados*, v. 17, n. 49, São Paulo, set./dez., 2003.

para subverter os muros da loucura. Muros que talvez ela tenha sentido na carne quando ficou presa, durante o Estado Novo, junto com Olga Benário e Graciliano Ramos. Muros que, com a antipsiquiatria de Laing e com a instituição negada de Basaglia, Nise tentava derrubar.

Nise partira da regularidade da produção pictórica de certos pacientes que pintavam formas circulares, envolvidas por borda quadrangular, mantendo no centro um tema geométrico. Tais figuras apareciam na mitologia hindu e no budismo tibetano como mandalas, ou seja, instrumentos para a meditação envolvendo gestos rituais (mudras) e cânticos inspiradores (mantras). Essa ideia é recuperada na Psicologia Analítica de Jung: as imagens não são apenas expressões da subjetividade de seu autor, mas também instrumentos, suportes para dois processos correlatos, de simbolização e de individualização. Daí que eles não sirvam apenas para um processo de *interpretação*, que lhes restitua o significado, e sim também ao processo de *produção*, pelo qual certas imagens são criadas ou encontradas. Jung, assim como Spinoza, era um grande universalista. Disso resulta sua ideia fundamental de que o inconsciente se desenvolve como um conflito que não é apenas de natureza sexual, mas também tensão entre coletivo e pessoal. Fala-se muito dos arquétipos do inconsciente coletivo: velho sábio, persona, sombra, *anima* (feminino), *ânimus* (masculino), *aion* (si mesmo).

Muitas vezes esquece-se de que Jung foi um grande teórico do inconsciente pessoal, para o qual a diferença entre a imagem e o símbolo é crucial. A invasão dos arquétipos, sem mediação no processo de simbolização e individuação, exprime uma catástrofe subjetiva. O desencadeamento da psicose seria o correlato estético deste processo: epifania, revelação, escatologia e sentimento de iluminação. Por isso cada percurso criativo é ao mesmo tempo uma viagem, uma travessia ou uma reconciliação a que chamamos de cura.

Outro esquecimento que paira sobre a trajetória de Nise vem de sua proximidade com seu marido Mário Silveira, médico sanitarista que esteve ligado não apenas à reforma psiquiátrica, mas também à própria concepção do Sistema Único de Saúde (SUS). Ambos ingressaram no Partido Comunista Brasileiro em 1930 e foram expulsos acusados de trotskismo. Quando ela assina o "Manifesto dos trabalhadores intelectuais ao povo brasileiro" e ingressa no Hospital Psiquiátrico da Praia Vermelha, seu engajamento passa tanto pela renovação radical da saúde quanto pela formação de um novo projeto de Brasil, no qual a educação ocuparia lugar central. Sua experiência no cárcere e sua leitura de Spinoza parecem ter reforçado tanto a ideia de uma reforma do intelecto quanto a importância de uma crítica da teologia política.

Prisão, escola e hospital formam, assim, uma tríade-chave no momento de reinstitucionalização do país. De forma transversal, Nise parece ter estabelecido o ateliê como lugar de escuta e transição entre o público e o privado, aliás como sua casa-consultório. O tema já se apresentava, do ponto de vista da autoria desde a arte bruta, delineada por Jean Dubuffet, da arte virgem de Mário Pedrosa e que se desdobrou em uma série de movimentos em torno da arte informal, que inspiram hoje a dessacralização e desmonumentalização dos museus. Passamos, assim, da arte para a poética, da ruptura estética para a luta contra a opressão, o autoritarismo e a esterilização. Duas tendências da modernidade – a formalista e a denunciativa – demandam em Nise uma solução. A manifestação livre da sensibilidade, dos instintos, do sonho, da energia vital deve se conciliar com a arte mediada por conceitos, pela forma estética e pela invenção de novas linguagens. Essa arte nova, contemporânea, propunha um contato direto com o espectador seja no nível das sensações, seja no nível das emoções. O gesto espontâneo à expressão intuitiva do ser primordial e pré-reflexivo precisa se combinar com o trabalho da forma, da técnica e do domínio dos materiais. Essa é a tônica de sua correspondência com Jung, de sua participação no Instituto de Psicologia Analítica, junto com Marie-Louise von Franz e de seus trabalhos junto à Sociedade Internacional de Expressão Psicopatológica. Antonin Artaud surge no percurso de Nise não apenas como aquele que se rebelou contra o manicômio francês, mas também que escreveu uma carta aos "chefes psiquiatras". Não apenas aquele que sofreu de forma pungente e dilacerante como também o que descobriu uma forma dramatúrgica para suas visões. Isso parece fundamental para que evitemos a fetichização do sofrimento e a romantização da loucura, como se lhe restasse retirar os muros e grilhões para ver surgir o artista genial. Descarrilhamentos, desmembramentos, metamorfoses corporais; divisões e dissociações da personalidade; angústias pensáveis e impensáveis compõem a matéria sobre a qual a forma pode operar, mas de toda forma insuficientes para o real processo transformativo na ausência de um destinatário. E é esta função de destinatária que faz coincidirem a ação terapêutica e a ação política em Nise. Caso paradigmático da tese de que boa clínica nada mais é do que crítica social feita por outros meios. A carta dos loucos tem em comum com a carta dos críticos sociais o fato de se expressar em uma linguagem para a qual não aparelhamos ainda um mundo possível, mesmo que seja este o mundo em que vivemos. Portanto, Nise é, sobretudo, uma teórica do desencontro e uma militante da heterogeneidade. Ela se move nos hiatos da reforma da brasilidade, nas tensões entre a renovação regressiva de nossas formas institucionais e de nossas ambições por uma comunidade transformativa futura. Sua trajetória representa um modelo vivo, recentemente questionado, entre as classes médias, dirigentes e intelectualizadas com os projetos de libertação popular, de reforma e luta contra a opressão.

Três percursos: Fernando Diniz, Adelina Gomes e Carlos Pertuis

O trabalho de Fernando Diniz (1918-1999), ao organizar o espaço, de modo análogo ao de Piet Mondrian, *"mudei para o mundo das imagens. As imagens tomam a alma da pessoa"*.[3] Seu diagnóstico verdadeiro não é a esquizofrenia, mas a *busca e a reconstrução do espaço perdido*. Internado por se despir em praça pública, e seus estados inumeráveis e perigosos do ser, como a eles se referia Antonin Artaud, outro pensador central para Nise, sugeriu que nem todas as esquizofrenias seguem o mesmo roteiro. Fernando Diniz, um dos pacientes que se tornou artista nos ateliês do Museu, cuja obra é focada por Leon Hirszman à luz da demanda de simbolização do conflito social de classes, do preconceito cultural e da humilhação existencial. Fernando Diniz é um mestre da deformação expressionista, em que edifícios se inclinam sobre abismos, o espaço cotidiano que se projeta em uma intimidade tensa. Ele representa o caminho de articulação simbólica, tanto pela retomada memorial da história quanto

---

[3] SANTOS, Luiz Gonzaga Pereira. Entrevista com Nise da Silveira. *Psicologia: Ciência e Profissão*, v. 14, n. 1-3, Brasília, 1994.

pela reprodução da ordem simbólica da casa e da rua, do familiar e do estrangeiro, do próximo e do distante, dos vivos e mortos.

Adelina Gomes (1916-1984) realiza, com seu realismo mágico, um percurso em tudo análogo ao mito de Dafne. Essa ninfa grega foi condenada tragicamente a ser perseguida por Apolo, que se apaixona por ela depois de ser punitivamente flechado por Eros. Termina transformada em árvore de Loureiro. Aqui é como se Matisse e Chagal fossem convocados, ao lado de Aurora Cursino, como guias para essa aventura de reconciliação e luta com a maternidade. Depois de ser impedida pelos pais de levar adiante sua paixão juvenil, ela estrangula a gata da casa, sendo internada dali em diante até sua morte. Ela "fazia coisas em pedaços de pedra, catatônico, mas chega um momento em que ela faz umas mulheres que começam a puxar de dentro do peito entregando um coração".[4] Em *No reino das mães*, somos levados a uma atmosfera onírica, a perda do contorno da forma, o obscurecimento da imagem, com uma problematização aguda do imaginário.

O ciclo se completa com o surrealismo tardio de Carlos Pertuis (1910-1977). Nascido de uma visão cósmica do planetário de Deus, retraduzida

---

4   AMENDOEIRA, Maria Cristina Reis. O trabalho da arte e construção da subjetividade no feminino. *Revista Brasileira de Psicanálise*, v. 42, n. 4, São Paulo, dez. 2008.

em seu bestiário de seres fantásticos, sua narrativa em torno da *Barca do sol*, retoma o mito persa ou egípcio de que a loucura é uma espécie de viagem rumo ao sol. Uma travessia do dualismo que constitui a realidade. Ademais a interpretação do mito do herói como uma saga de autorrealização, a um tempo universal e singular, foi o pomo da discórdia entre Freud e Jung, no início dos anos 1914. O preço a pagar pela travessia é um estado de suspensão de si, que se manifesta no estupor e na sideração que muitos pacientes atravessam. Carlos Pertuis é um formalista, que tenta pensar o espaço por meio da perspectiva e da geometria. Seu problema é o infinito, aproximando-se das últimas pinturas de Emygdio de Barros. Temos aqui a dimensão trágica da arte como confronto com o Real.

Esses três grandes heróis, que representam as centenas de outros que Nise desencarcerou, dando-lhes voz e luz, por meio de imagens, são os verdadeiros sujeitos da reforma psiquiátrica que veio a se consolidar no Brasil com a Lei Paulo Delgado de 2001. Suas ideias visionárias abriram os muros e portas do hospital psiquiátrico para outro lugar da loucura em nossa sociedade. A experiência do Engenho de Dentro trouxe para dentro do manicômio, além do próprio Jung, críticos como Mário Pedrosa e artistas como Ivan Serpa, precursores do concretismo. Ou seja, a ideia de situar mitos universais na produção singular de internos psiquiátricos era uma prática visionária já em 1946, não só porque facultava uma experiência de viagem, de travessia e de reconciliação que se multiplica nos inúmeros percursos da loucura, mas porque nos aproxima a todos dessa experiência, também em cada um de nós universal.

Nise morre em 1999, no Rio de Janeiro, cercada por seus gatos, amigos e discípulos. Jamais a conheci pessoalmente, para além do desencontro daquele dia em que bati à porta do Engenho de Dentro. Ela legou para minha geração um rastro de insubordinação aos autores europeus. Ela lidava com uma curiosa intimidade com autores como Einstein, Prudhomme, Rembrandt, Freud ou Spinoza, tudo junto e misturado com Machado, Guimarães e Graciliano. Ela colocava a experiência da loucura da pobreza e da criação à frente de nomes e títulos. Traduzia assim a loucura como experiência decolonial de desacorrentamento da servidão voluntária, ruptura com a fixação de imagens horrendas ou belas, superação do emaranhamento no espaço e tempo imutáveis.

Christian Ingo Lenz Dunker
Escritor e psicanalista.
Autor best-seller do livro
O palhaço e o psicanalista.

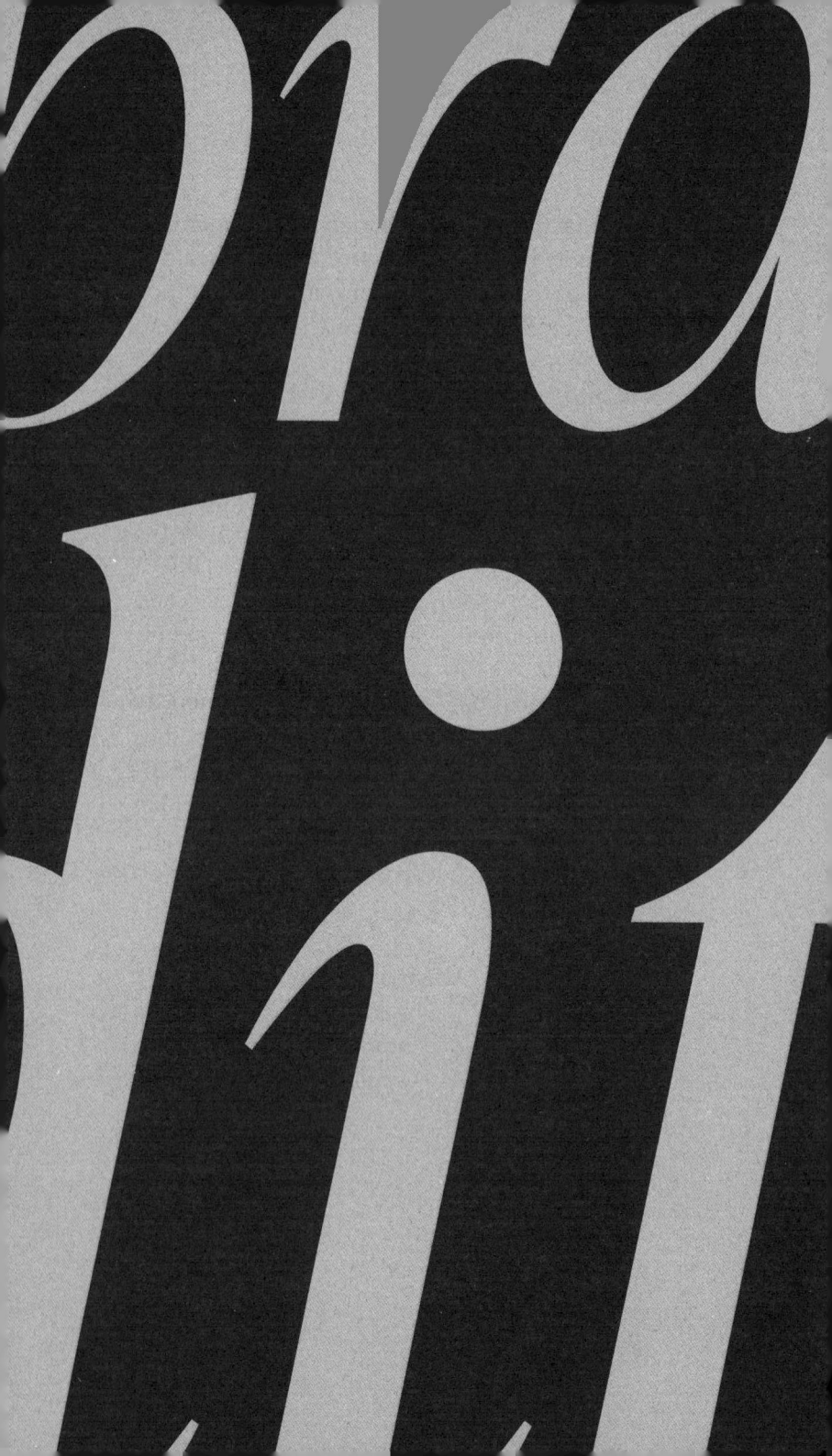

Obras editadas
e publicações

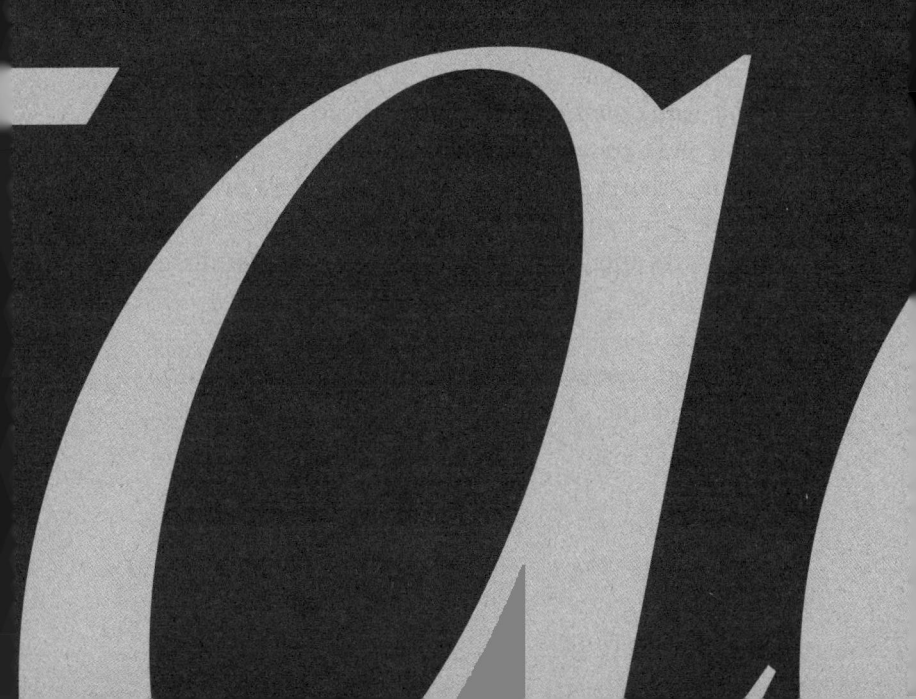

A experiência e o pensamento de Nise da Silveira estão expostos nos livros que ela escreveu e publicou. O primeiro desses livros, intitulado *Terapêutica ocupacional: teoria e prática*, é na verdade o extrato do relatório publicado no volume 1.211 da *Revista Brasileira de Saúde Mental*, em 1966, sob o título *Vinte anos de Terapêutica Ocupacional (1946-1966)*. Nele, faz o estudo científico dos princípios e fundamentos da Terapêutica Ocupacional, suas técnicas e teorias, ao mesmo tempo que conta a experiência realizada no Centro Psiquiátrico Nacional ao longo daqueles anos.

A obra mais difundida de Nise da Silveira é *Jung: vida e obra*, cuja primeira edição data de 1968 e que já se encontra em décima edição.[1] Embora a autora advirta, no prefácio, que não teve a pretensão de apresentar ali um resumo da obra de C. G. Jung, mas apenas traçar um itinerário de estudo, o

---

1 O livro contou com mais de vinte edições e encontra-se, atualmente, com uma nova edição: *Jung: vida e obra*. Paz & Terra, 2023. (N.E.)

livro resulta uma admirável síntese da psicologia junguiana. Se naturalmente não esgota nem aprofunda as complexas questões implícitas no pensamento de Jung, oferece um caminho acessível à sua abordagem e compreensão.

Em 1981, publica um segundo livro – *Imagens do inconsciente* – em que, por assim dizer, faz o balanço de tudo o que experimentou, estudou e pensou acerca da esquizofrenia, seus diferentes estados e manifestações, com o propósito de "penetrar, pouco que fosse, o mundo interno do esquizofrênico".

Afirma que os ateliês de pintura e modelagem foram a escola que diariamente frequentava, onde os problemas surgidos conduziam a estudos apaixonantes e muitas vezes a obrigavam a buscar ajuda fora do campo da psiquiatria, na arte, nos mitos, religiões e literatura, "onde sempre encontraram formas de expressão as mais profundas emoções humanas".

Nele, admite que o fato mais importante ocorrido nas suas buscas através da psique foi o encontro com a psicologia junguiana, que lhe ofereceu "novos instrumentos de trabalho, chaves, rotas, para distantes circunavegações". O livro se divide em dez capítulos, através dos quais expõe as linhas básicas que conduzem ao entendimento do universo da esquizofrenia, as ideias de Jung em que fundamenta seu método terapêutico, além de discutir questões essenciais como o espaço subvertido, o afeto como elemento catalisador e os meios de penetração no mundo interno do doente. Outra parte do livro é dedicada ao estudo das imagens arquetípicas tal como elas se manifestaram na expressão dos esquizofrênicos que trabalharam nos ateliês da Seção de Terapêutica Ocupacional e Recreação (STOR).

Ao final do volume, ela escreve:

"Através de todo esse percurso na escuridão do inconsciente, como um fio condutor, fio tênue que às vezes parece ter se partido e ter sido tragado pelo abismo, está presente o *princípio de Horus*, isto é, o impulso para emergir das trevas originais até alcançar a experiência essencial da tomada de consciência.

O *princípio de Horus* rege todo o desenvolvimento psicológico do homem e é tão forte, na sua fraqueza, que se mantém vivo mesmo dentro do tumulto da psique cindida, por mais grave que seja sua dissociação.

Esta afirmação resume toda a minha experiência no hospital psiquiátrico".

O livro seguinte escrito por Nise da Silveira – *O mundo das imagens* – foi publicado em 1992, pela editora Ática. Ele começa com uma crítica do modelo médico tradicional, de base cartesiana, que busca causas orgânicas para as doenças mentais, em lugar de causas psicológicas, conforme a opinião de C. G. Jung. Adiante, Nise faz o estudo comparativo entre a demência orgânica e a "demência" esquizofrênica, valendo-se de exemplos colhidos na Seção de Terapêutica Ocupacional do Centro Psiquiátrico Nacional (CPN), como o caso de Lúcio, submetido a choque de cardiazol e eletrochoque, sem maiores resultados, e que melhorou visivelmente depois que se entregou às atividades expressivas na modelagem. Mais tarde, o submetem à lobotomia, com desastrosas consequências: desordem profunda e tentativas de fuga, perda de capacidade criadora. Estuda ainda os casos de Raphael, Isaac e Emygdio, que não sofreram esse tipo de violência. No primeiro exemplo, demonstra a importância do apoio afetivo para a reaproximação do paciente com a realidade; no segundo, a questão das alterações do espaço na esquizofrenia (o espaço subvertido), e no terceiro as relações entre o espaço externo e o espaço interno. Os demais capítulos dos livros são dedicados ao estudo da imagem interna que "não é um simples conglomerado de conteúdos do inconsciente", mas, na verdade, "constitui uma unidade e contém um sentido particular: expressão da situação do consciente e do inconsciente, constelados por experiências vividas pelo indivíduo". Por isso mesmo, não há diferenças essenciais entre as formas de expressão do louco e as formas de expressão dos normais.

Finalmente, ela estuda as relações das imagens com os rituais (imagem e ação) e os diversos simbolismos que se manifestam, por exemplo, na imagem do gato, da cruz, bem como as metamorfoses e transformações por que passam as imagens na experiência psíquica.

Num de seus últimos livros – *Cartas a Spinoza* –, Nise não trata diretamente de questões psiquiátricas, mas busca conciliar a visão de Spinoza com a de Jung, ou seja, busca a unidade de seu próprio pensamento. Mas isso não ocorre sem que ela ponha à mostra as divergências com o filósofo que tanto respeita, particularmente no que se refere ao amor aos animais. Spinoza considera que os homens têm o direito de imolar os animais, desde que isso se torne necessário. Nesse particular, ele a decepciona; em compensação, noutros pontos desperta-lhe a admiração, como ao se antecipar à psicanálise, afirmando que "os homens ignoram as causas de seus apetites", e quando, ao contrário de Freud, reconhece a autonomia do imaginário com respeito à sua tradução em linguagem racional. Mas não só nesses casos. De fato, o próprio exemplo ético de Spinoza, sua coerência, firmeza e generosidade, ela os exalta com entusiasmo, e mostra-se impressionada com o fato de que ele não estabeleça limites entre a vida e a morte: "O que importa na sua visão será a amplitude da eternidade conquistada e com ela o gozo da beatitude", escreve Nise.

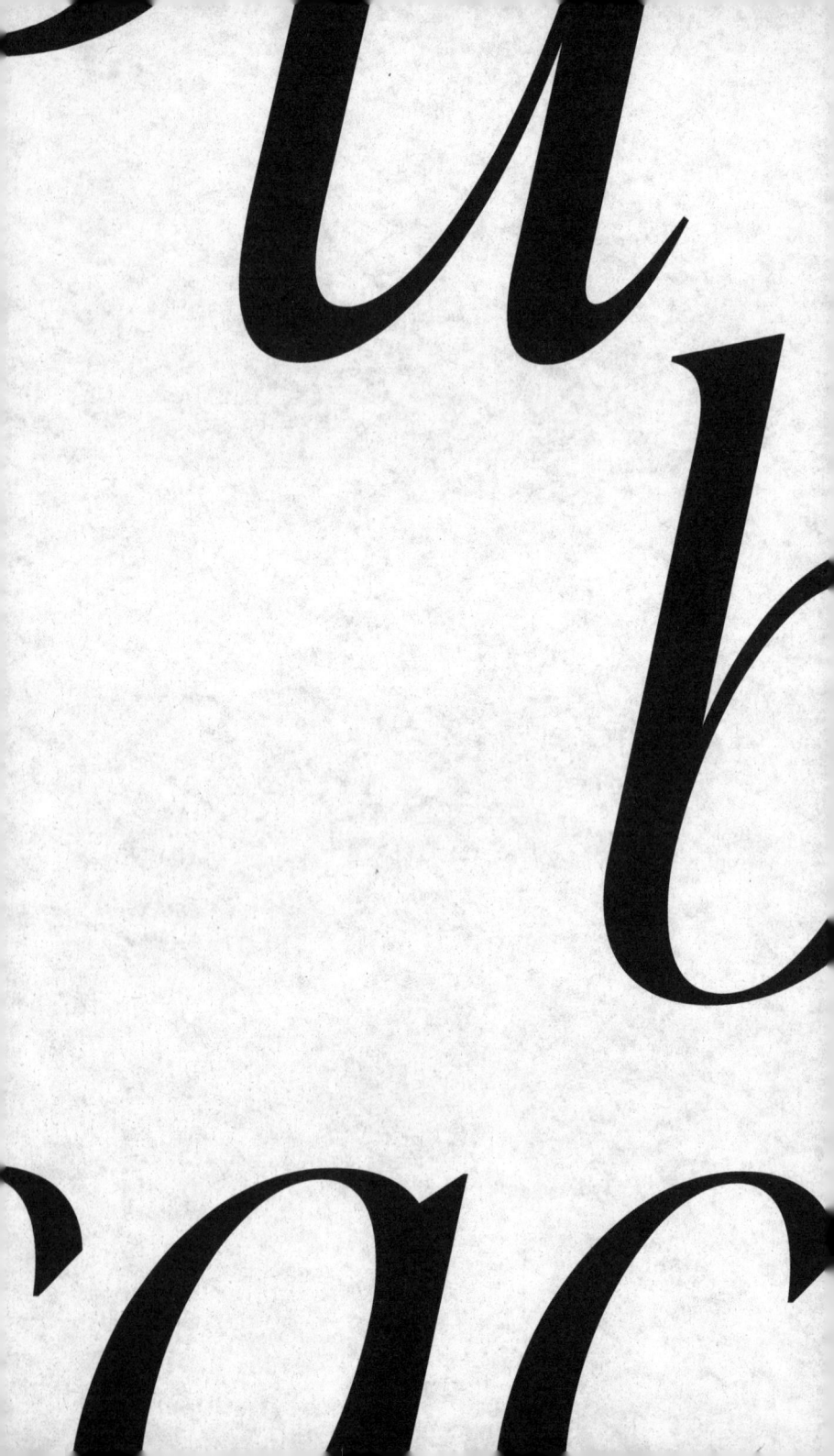

Publicações

"Considerações teóricas e práticas sobre ocupação terapêutica".
Revista Medicina e Cirurgia, n. 194, 1952.

"L'Expérience d'art spontané chez les schizofrenes dans un service de terapeutique occupationelle" [Experiência artística espontânea entre esquizofrênicos em um serviço de terapia ocupacional], em colaboração com o doutor Pierre Le Gallais.
Revista Brasileira de Saúde Mental, vol. III, dezembro de 1957.

"C.G. Jung e a psiquiatria".
Revista Brasileira de Saúde Mental, vol. VII, 1962-63.

"Vinte anos de terapêutica ocupacional em Engenho de Dentro (1946-1966)".
Revista Brasileira de Saúde Mental, vol. XII, 1966.

Jung, vida e obra.
José Álvaro Editor, 1968.

"Perspectiva da psicologia de C. G. Jung".
Revista Tempo Brasileiro, n. 21/22, 1970.

Terapêutica ocupacional: teoria e prática.
Edição Casa das Palmeiras, 1979.

"O Museu de Imagens do Inconsciente",
In: Museu de Imagens do Inconsciente, Funarte, 1980.

A emoção de lidar.
Coordenação e prefácio de uma experiência em psiquiatria na Casa das Palmeiras. Editora Alhambra, 1986.

Imagens do inconsciente.
Editora Alhambra, 1987.

Os inumeráveis estados do ser.
Prefácio para o catálogo da exposição do Museu de Imagens do Inconsciente no Paço Imperial, 1987.

A farra do boi.
Editora Numen, 1989.

Artaud, a nostalgia do mais.
Editora Numen, 1989.

Cartas a Spinoza.
Editora Numen, 1990. Editora Francisco Alves, 2ª edição, 1995.

O mundo das imagens.
Editora Ática, 1992.

"Images of the unconscious from Brazil" [Imagens do inconsciente do Brasil],
In: Catálogo para exposição homônima em Frankfurt, 1994.

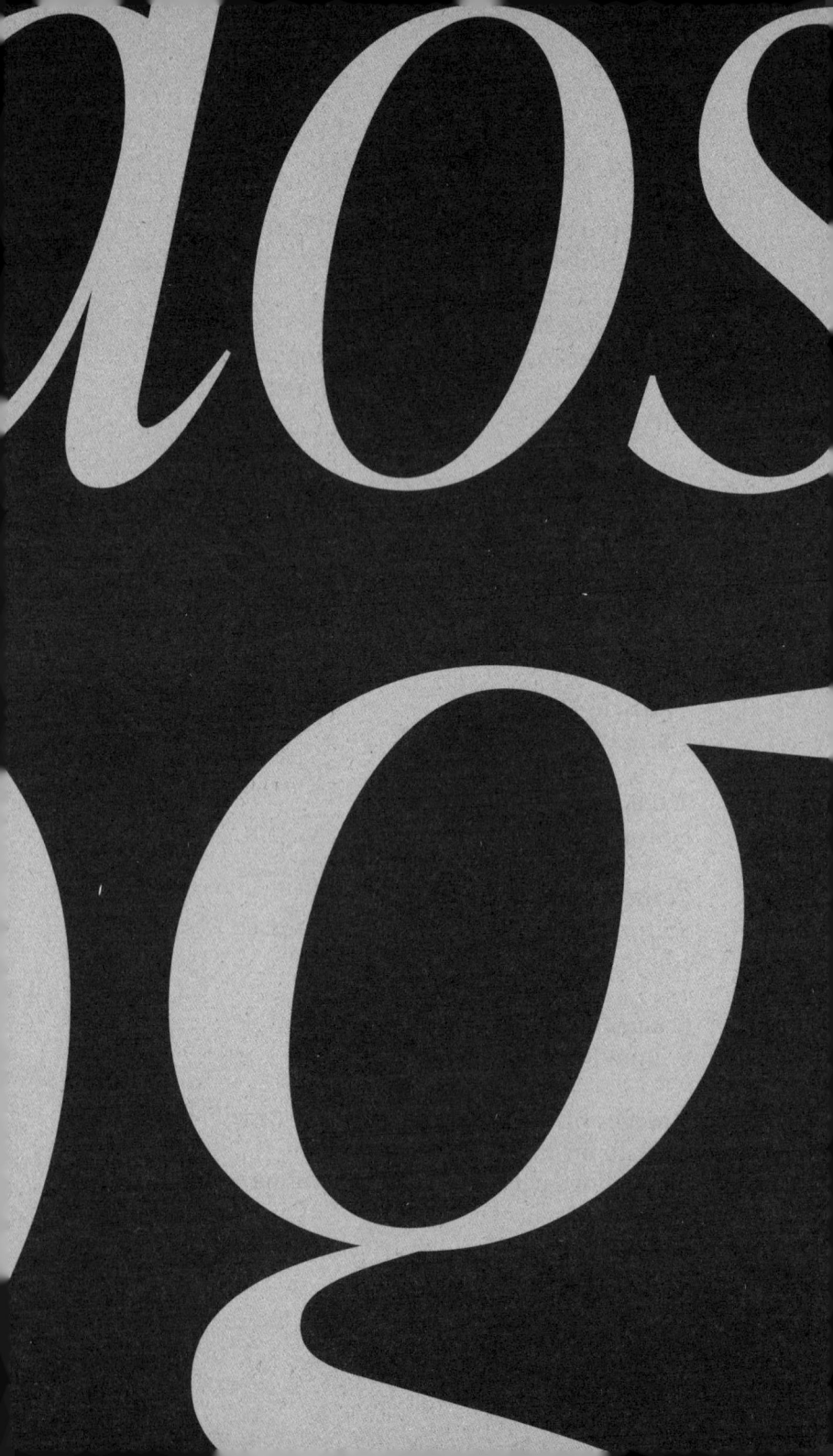

Dados biográficos e bibliográficos

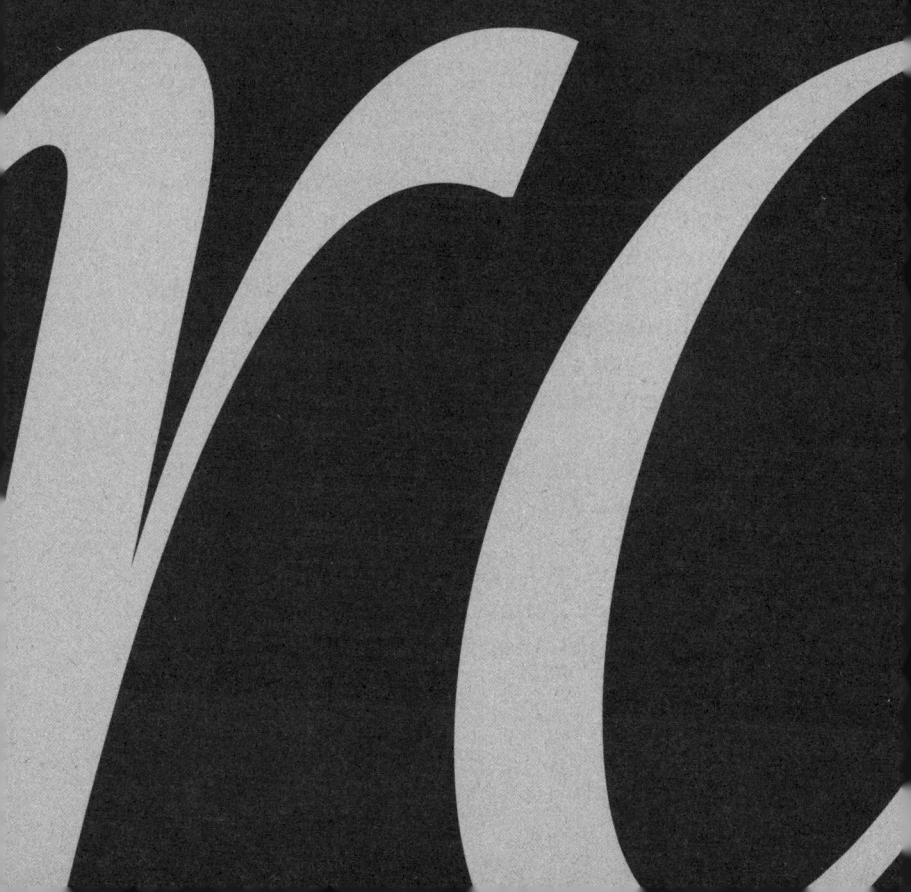

- Nasce em Maceió, em 1905, Nise da Silveira. Forma-se pela Faculdade de Medicina da Bahia em 1926.

- Obtém aprovação no concurso para médico psiquiatra da antiga Assistência a Psicopatas e Profilaxia em 1933.

- Presa como comunista, é afastada do serviço público, de 1936 a 1944, por motivos políticos.

- Funda, em 1946, a Seção de Terapêutica Ocupacional no antigo Centro Psiquiátrico Nacional.

- Em 1952, reúne o material produzido nos ateliês de pintura e moldagem da Seção de Terapêutica Ocupacional e Recreação (STOR) e cria o Museu de Imagens do Inconsciente (MII).

- Em 1956, com a colaboração de colegas e amigos, funda a Casa das Palmeiras.

- Entre 1957 e 1958, realiza estudos no Instituto C. G. Jung, de Zurique, com bolsa do Conselho Nacional de Pesquisa (CNPq).

- Participa, em 1957, do II Congresso Internacional de Psiquiatria, reunido em Zurique, com o trabalho "Expérience d'art spontané chez des schizophrènes dans un service de therapeutique occupationelle" [Experiência artística espontânea entre esquizofrênicos em um serviço de terapia ocupacional], em colaboração com o doutor Pierre Le Gallais.

- Em 1960, se torna membro-fundador da Sociedade Internacional para a Psicopatologia da Expressão, com sede em Paris.

- Entre 1961 e 1962, realiza estudos no Instituto C. G. Jung, de Zurique.

- Em 1964, desenvolve pesquisas referentes às imagens do inconsciente, no Instituto C. G. Jung.

- Em 1965, promove a publicação da revista *Quaterno*, editada pelo Grupo de Estudos C. G. Jung, que já se vinha reunindo informalmente desde 1954.

- Em 1968, funda o Grupo de Estudos do Museu de Imagens do Inconsciente, que realiza cursos, simpósios e conferências.

- Em janeiro de 1969, funda oficialmente o Grupo de Estudos C. G. Jung.

Em 14 de julho de 1975, aposenta-se, deixando assim suas funções na Divisão Nacional de Saúde Mental, do Ministério da Saúde.

Nos meses de junho e julho de 1975, organiza as comemorações do centenário de C. G. Jung no Museu de Arte Moderna do Rio de Janeiro, com exposição de pinturas do acervo do MII, ciclo de conferências e produção de um audiovisual sobre a obra de Jung. Profere então, em colaboração com Luiz Carlos Mello, a conferência intitulada "C. G. Jung na vanguarda de uma civilização em transição".

Em outubro de 1976, sob o patrocínio da Associação Médica do Estado do Rio de Janeiro, ministra um curso de seis conferências, no auditório do Ministério da Fazenda, no Rio, sobre o tema "Imagens do Inconsciente".

De 1979 a 1981, exerce a função de supervisora científica do projeto Treinamento Terapêutico e Manutenção do Museu, realizado no MII.

Faleceu em 30 de outubro de 1999, na cidade do Rio de Janeiro (RJ).

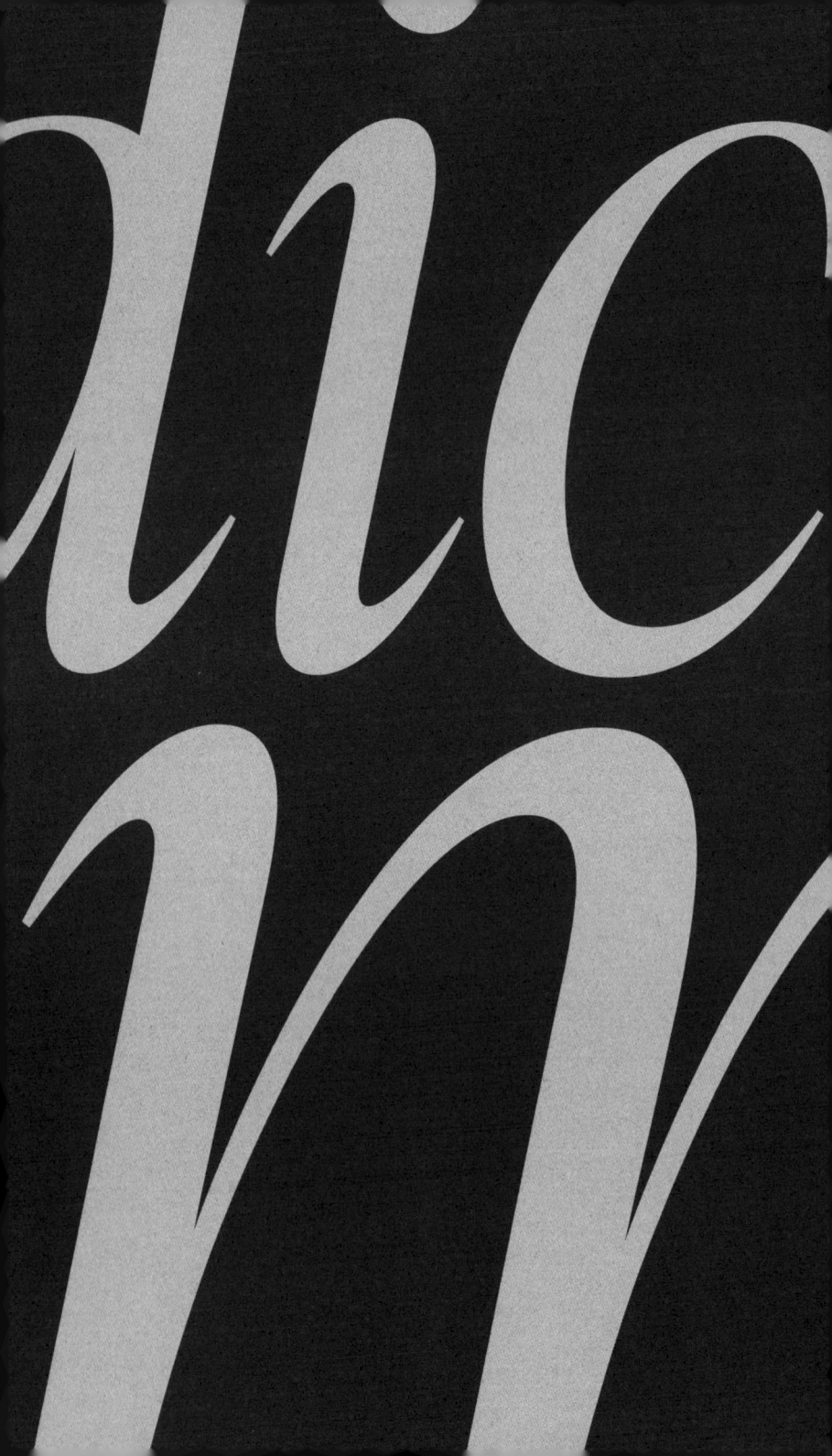

Índice onomástico

A

Adelina Gomes, pintora e escultora brasileira (1916-1984)   46, 102

Afonso de Castro Rebelo, advogado, professor, escritor e político brasileiro (1863-1939)   77, 78

Alexandre Colares Moreira Júnior, político brasileiro (1849-1917)   74

Almir da Silva Mavignier, pintor e artista gráfico brasileiro (1925-2018)   35, 37, 38, 45, 47, 51, 86

Alzira Cortes, educadora brasileira (Nascimento e Morte desconhecidos)   59, 60, 121, 122

Antonin Artaud, ator, dramaturgo e poeta francês (1896-1948)   94, 114, 115, 116, 154, 156

Antônio Austregésilo, neurologista brasileiro (1876-1960)   74, 75, 78

Antonio Bento de Araújo Lima, crítico de arte, poeta e jornalista brasileiro (1902-1988)   46

Antônio Evaristo de Morais, advogado criminalista e historiador brasileiro (1871-1939)   84

Antônio Houaiss, lexicógrafo e escritor brasileiro (1915-1999)   53

Arthur Bispo do Rosário, pintor, escultor e artista visual brasileiro (1909 [1911]-1989)   54

Arthur Ewert, militante comunista nascido na Rússia (1890-1959)   80

Assis Chateaubriand, empresário de comunicação e político brasileiro (1892-1968)   66, 78

B

Bellá Paes Leme, cenógrafa, figurinista e artista plástica brasileira (1910-?)   59, 121

Boris Levinson, psicólogo e psicanalista lituano naturalizado americano (1907-1984)   91

C

Candido Portinari, artista plástico brasileiro (1903-1962)   92

Carl Gustav Jung, psiquiatra suíço (1875-1961)   32, 33, 41, 48, 88, 133-135, 142, 150, 152-154, 158, 162-164, 166

Carl Schneider, psiquiatra polonês (1891-1946)   123

Carlos Pertuis, pintor, desenhista, escultor, gravador brasileiro (1910-1977)   39, 93, 156-158

Castro Rebelo, advogado e professor brasileiro (1884-1970)   77, 78

Ciccillo Matarazzo, empresário brasileiro (1898-1977)   46, 47

E

Egas Moniz, médico e neurologista português (1874-1955)   85

Elizabeth Saborovsky Ewert (Elisa Berger), militante comunista alemã (1907-1940)   80

Elvia Bezerra, escritora brasileira (1947)   73

Emil Kraepelin, psiquiatra alemão (1856-1926)   123

Emiliano Augusto Cavalcanti de Albuquerque Melo (Di Cavalcanti), pintor e desenhista brasileiro (1897-1976)   16, 92

Emygdio de Barros, pintor brasileiro (1895-1986)   34-36, 46, 47, 51, 101, 146, 158, 165

Eneida de Villas Boas Costa de Moraes, jornalista, escritora e militante política brasileira (1904-1971)   80, 81

Euclides Vieira Malta, magistrado e político brasileiro (1861-1944)   67

Eugen Bleuler, psiquiatra suíço (1857-1939)   115, 123, 145

F

Faustino Magalhães da Silveira, professor e jornalista brasileiro (1872-1927)   66

Fernando Collor de Mello, político e ex-presidente brasileiro (1949)   68

Fernando Diniz, artista brasileiro (1918-1999)   48, 52, 156

Fernando Henrique Cardoso, professor, sociólogo, escritor e ex-presidente brasileiro (1931)   53

Flávio de Aquino, artista brasileiro (1919-1987)   46

Frieda Fromm-Reichmann, psicanalista alemã (1889-1957)   129, 130

Friedrich Wilhelm Joseph Schelling, filósofo alemão (1775-1854)   141

G

Gaston Bachelard, filósofo francês (1884-1962)   131, 132

Getúlio Vargas, político e ex-presidente brasileiro (1882-1954)   74, 83, 84

Graciliano Ramos, escritor brasileiro (1892-1953)   8, 13, 16, 80, 82, 150, 152, 159

H

Herbert Read, poeta e crítico de arte e literatura britânico (1893-1968)   142

Herbert Simon, economista, psicólogo e cientista de computadores americano (1916-2001)   123

Hyder Corrêa Lima, médico sanitarista brasileiro (1903-1981)   77

I

Itamar Franco, político e ex-presidente brasileiro (1930-2011)   53

Isaac Liberato, pintor brasileiro (1906-1966)   52, 165

J

Jamil Haddad, médico brasileiro (1926-2009)   53

João de Barros Barreto, médico sanitarista e professor brasileiro (1890-1956)   84

Jorge de Lima, poeta e escritor brasileiro (1893-1953)   46

José Carlos de Macedo Soares, jurista, historiador e político brasileiro (1883-1968)   83

José Clemente Pereira, político luso-brasileiro (1787-1854)   76

José de Alencar, escritor brasileiro (1829-1877)   86

L

La-Fayette Cortes, professor brasileiro (nascimento e morte desconhecidos)   121, 122

Laura Brandão, poetisa brasileira (1891-1942)   73, 74

Léon Degand, crítico de arte francês (1907-1958)   46, 87

Lima Barreto, escritor brasileiro (1881-1922)   75

Luís Carlos Prestes, político brasileiro (1898-1990)   79

Luís Magalhães da Silveira, jornalista e político brasileiro (1869-?)   66-68

Lúcio Noeman, escultor brasileiro (1913-?)   46, 165

M

Manuel Bandeira, poeta brasileiro (1886-1968)   73

Manuel Bernardino da Costa Rodrigues, médico e político brasileiro (1853-1929)   74

Manuel Isnard Teixeira, médico brasileiro (1912-1998)   82

Marc Berkowitz, curador e crítico de arte russo naturalizado brasileiro (nascimento e morte desconhecidos)   45

Mário Pedrosa, advogado, escritor, jornalista, crítico de arte e ativista político brasileiro (1900-1981)   18, 37, 45, 46, 51, 87, 150, 154, 158

Martha Pires Ferreira, artista plástica brasileira (1939-?)   38

Maurício Campos de Medeiros, médico, jornalista e político brasileiro (1885-1966)   47, 88, 89

Minervino de Oliveira, político brasileiro (1891-1977)   74

Murilo Mendes, poeta, prosador e crítico de artes plásticas brasileiro (1901-1975)   46, 77

O

Octávio Brandão, político e ativista brasileiro (1896-1980)   73, 74

Olga Benário, militante comunista alemã (1908-1942)   80, 152

Osório Borba, jornalista e escritor brasileiro (1900-1960)   46

P

Paul Sivadon, psiquiatra francês (1907-1992)   123, 132

Paulo Franklin Souza Elejalde, psiquiatra e neurologista brasileiro (1901-1959)   44, 85

Q

Quirino Campofiorito, pintor, desenhista, escritor, crítico de arte brasileiro (1902-1993)   46

R

Raphael Domingues, pintor e desenhista brasileiro (1913-1979)   37, 38, 46, 52, 104, 105, 146, 165

Ribeiro Couto, jornalista, diplomata e poeta brasileiro (1898-1963)   73

Ronald Laing, psiquiatra britânico (1927-1989)   116, 152

Rubem Navarra, crítico de arte brasileiro (1917-1955)   45

S

Santa Rosa, artista gráfico, chargista e pintor brasileiro (1909-1956)   78

Sérgio Milliet, escritor, pintor e crítico de arte e de literatura brasileiro (1898-1966)   46

Sigmund Freud, médico neurologista austríaco (1856-1939)   128, 140, 141, 145, 158, 159, 166

T

Tristão de Athayde (Alceu Amoroso Lima), crítico literário e escritor brasileiro (1893-1983)   77, 78

V

Victor Brauner, pintor e escultor romeno (1903-1966)   114

Y

Yvone Jean, jornalista belga naturalizada brasileira (1911-1981)   46

Z

Zoé Chagas Freitas, educadora brasileira (1920-2015)   51

eça
ʒ
s sa
ib

Conheça mais sobre Nise da Silveira

ALGUMAS PUBLICAÇÕES SOBRE A VIDA E OBRA DE NISE DA SILVEIRA

CARVALHO, Fábio Lins de Lessa. *Nise da Silveira e administração pública*: reflexões sobre a trajetória de uma heroína brasileira no serviço público. Belo Horizonte: Fórum, 2023.

LESSA, Patrícia. *Nise da Silveira*. Curitiba: Artêra Editorial, 2023.

MAGALDI, Felipe. *Mania de liberdade*: Nise da Silveira e a humanização da saúde mental no Brasil. Rio de Janeiro: FIOCRUZ, 2020.

MELLO, Luiz Carlos (org.). *Encontros*: Nise da Silveira. Rio de Janeiro: Azougue Editorial, 2023.

MELLO, Luiz Carlos. *Nise da Silveira*: caminhos de uma psiquiatra rebelde. Rio de Janeiro: Automatica Edições, 2014.

PINILLOS, Milena; Werner, Karina. *Nise da Silveira*: a jovem minerva que queria ser médica. São Paulo: Contracorrente, 2023.

INSTITUIÇÕES CRIADAS A PARTIR DO TRABALHO DE NISE DA SILVEIRA

Associação Nise da Silveira – Imagens do Inconsciente – Paris, França.

Museu Ativo de Formas Inconscientes – Génova, Itália (comissão de honra).

Centro de Estudos Nise da Silveira – Juiz de Fora, Minas Gerais, Brasil.

Museu Nise da Silveira – Colônia Juliano Moreira, Rio de Janeiro, Brasil.

PARA SABER MAIS

Aponte a câmera do seu celular ou, para acessar, utilize a URL
https://www.museuimagensdoinconsciente.org.br/nise-da-silveira

**Acreditamos
nos livros**

Este livro foi composto em Calluna Pro e impresso
pela gráfica Santa Marta para a Editora Planeta do Brasil
em fevereiro de 2024.